Lang

5-Elemente-Ernährung: Schön werden mit Genuss

Über die Autorin

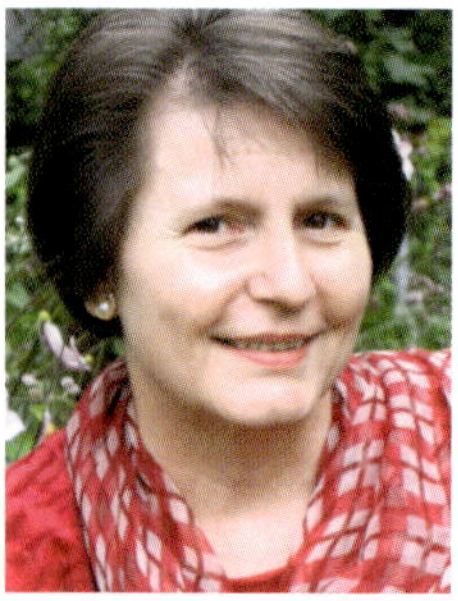

Marianne Lang (*1953) wohnt in München und arbeitet seit einer Ausbildung in Traditioneller Chinesischer Ernährungslehre (bei Barbara Temelie) als Ernährungsberaterin nach den Fünf Elementen. Bereits lange vorher galt ihr Interesse der Ernährung, insbesondere dem Zusammenhang von Ernährung, Gesundheit und Schönheit. Die Kombination von 5-Elemente-Ernährung und Schönheit ist ihre Entwicklung.

Die Autorin hält Vorträge und Kurse zum Thema „Ernährung nach den 5 Elementen". Sie berät in allgemeinen Ernährungsfragen und unter dem Motto „Schönheit können wir essen" auch in speziellen, beispielsweise zum Thema „Hautbefeuchtung".

Auch Humor und Lachen fördern schönes Aussehen. Aus diesem Grund hat Marianne Lang eine Zusatzausbildung in Lach-Yoga absolviert und hält seitdem auch Kurse zu diesem Bereich.

Neben vielen kleineren Publikationen erschien von der Autorin bereits ein Kochbuch mit dem Titel „5-Elemente-Küche". Weitere Informationen erhalten Sie unter www.fuenfelemente.de.

Marianne Lang

5-Elemente-Ernährung: Schön werden mit Genuss

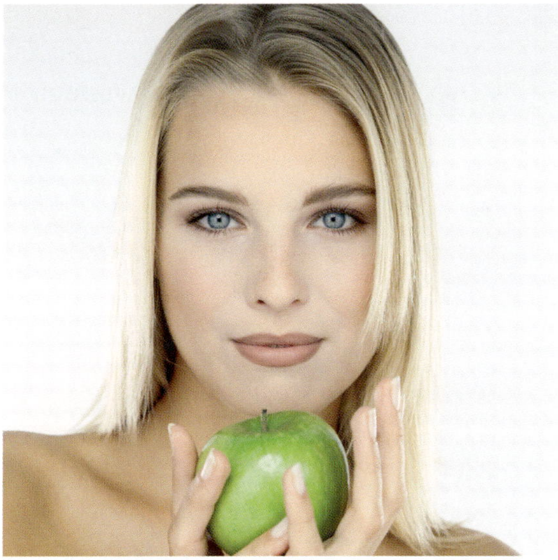

Glatte Haut, straffes Bindegewebe, glänzendes Haar

Haug

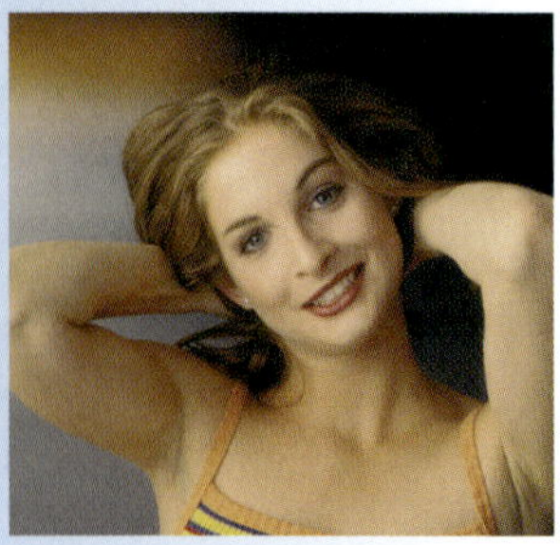

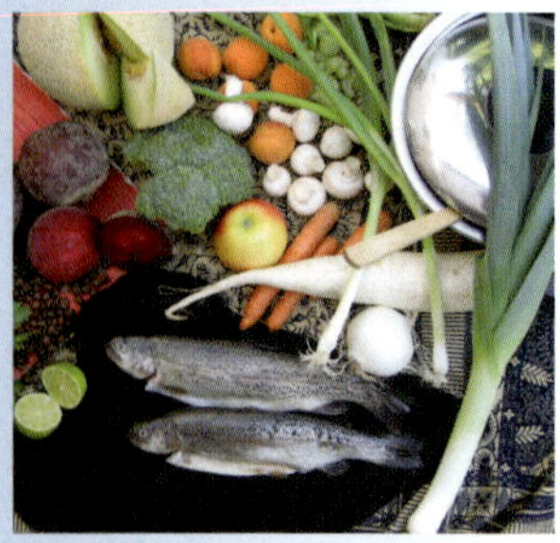

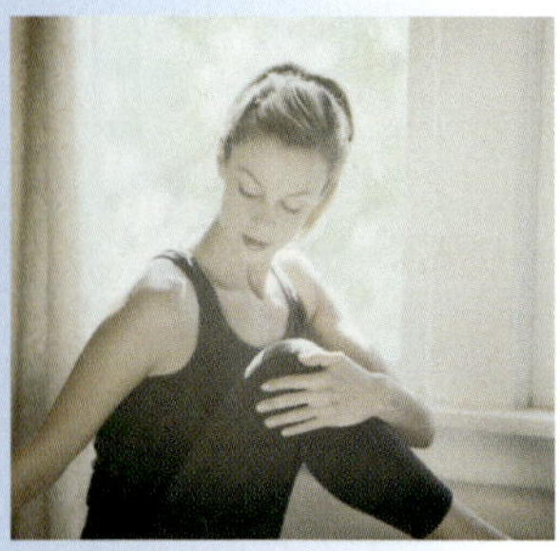

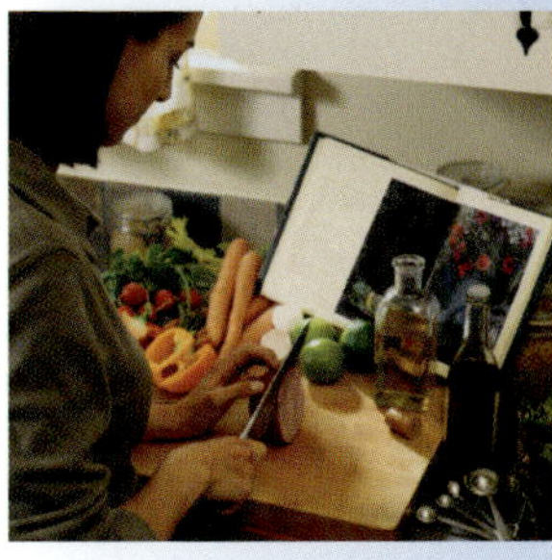

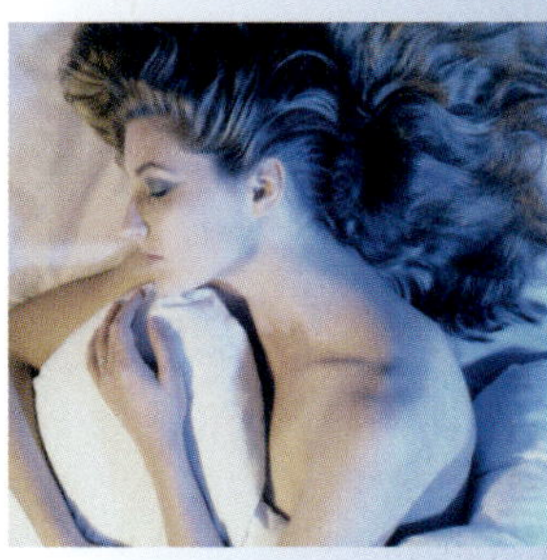

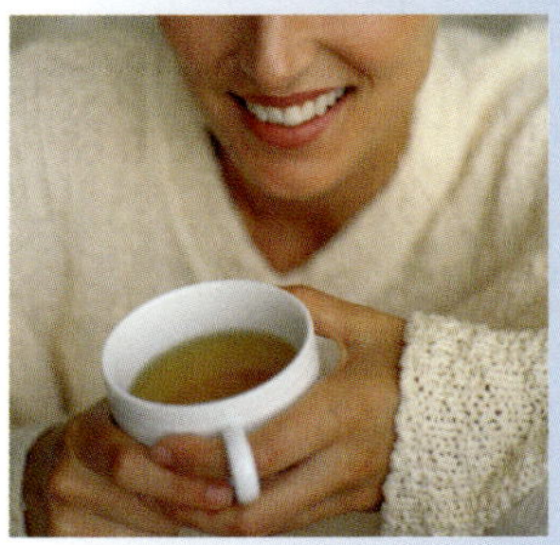

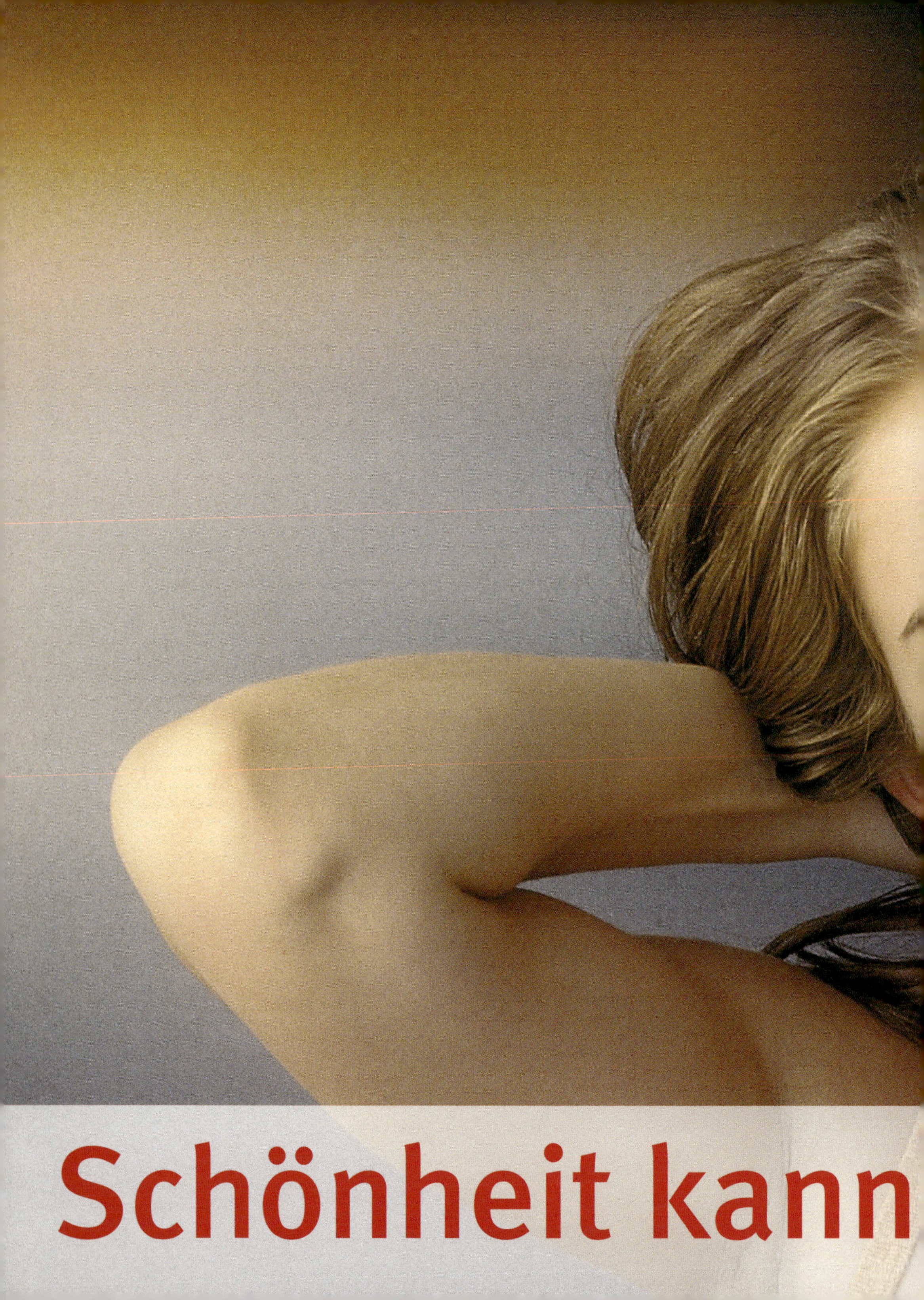

Schönheit kann

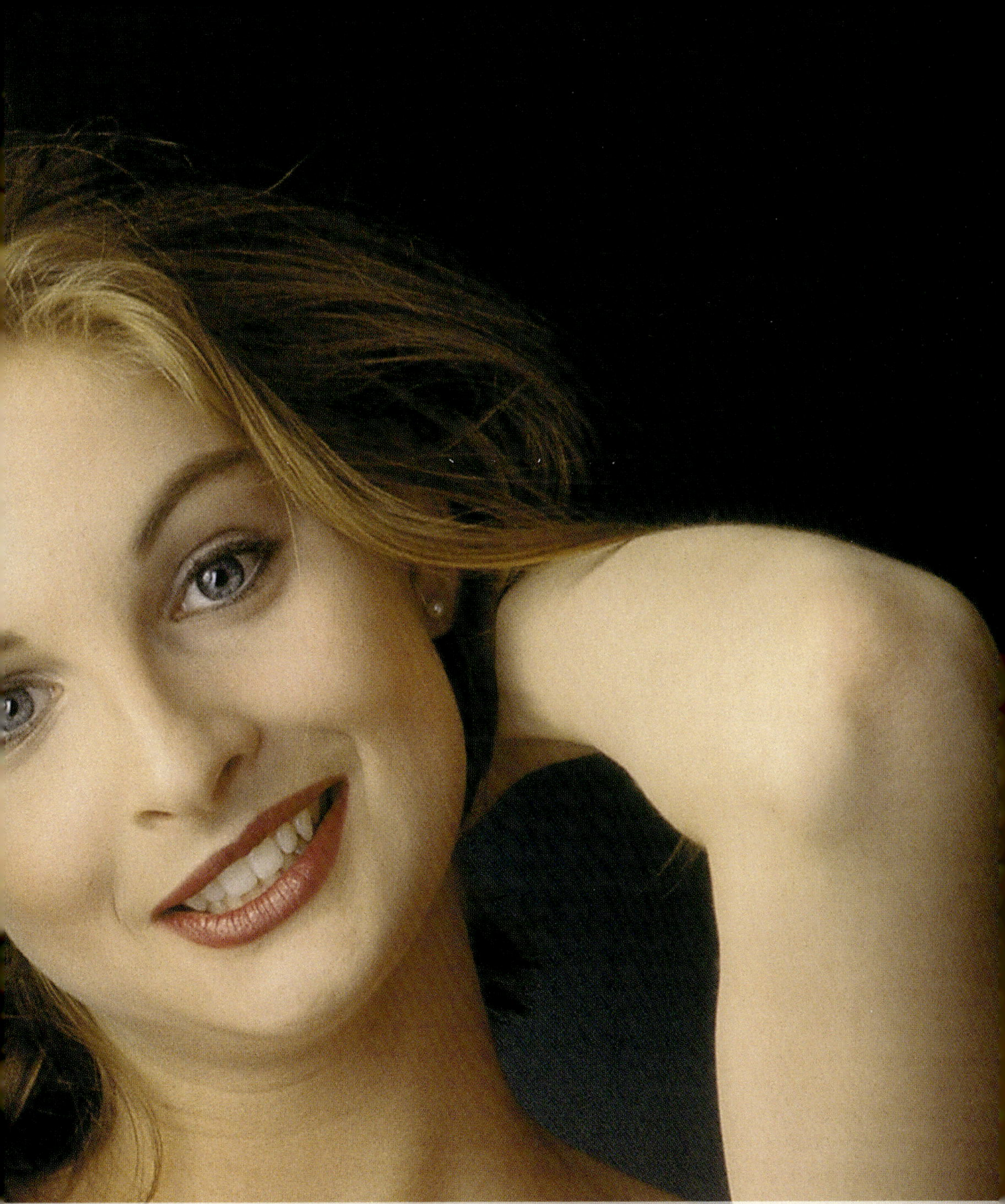

man essen!

Das Geheimnis faltenfreier Haut

Schönheit wird heute nicht mehr nur als naturgegeben angesehen, sondern auf sehr verschiedene Weise zunehmend selbst beeinflusst.

Im fernen Osten ist die befeuchtende Wirkungsweise von Lebensmitteln schon lange bekannt, und auf den Märkten werden Gemüse und Heilmittel zusammen angeboten. Die täglichen Mahlzeiten werden als Saft und Kraft spendend empfunden und mit Erfahrung zusammengestellt. In den Speisen sind verschiedene Geschmacksrichtungen und Farben enthalten, um die 5 Elemente in uns (Holz, Feuer, Erde, Metall, Wasser) ins Gleichgewicht zu bringen.

Info

In diesem Buch finden Sie das Wissen für eine ganz neue Schönheitskur: Haut, Gewicht, Haare und Emotionen werden günstig beeinflusst.

Im Folgenden halten wir uns vor allem an die Säfte aufbauende Wirkung der Speisen, da sie uns erwiesenermaßen verjüngen. Genuss und Entspannung beim Essen tragen auf ihre Weise ebenfalls zur erwünschten Schönheit bei. Um eine entsprechende Wohlfühlaktion zu starten, bedarf es vor allem der Kenntnisse um die Wirkungsweise von Lebensmitteln.

Interessanterweise wird inzwischen auch im westlichen Raum in der Farbtherapie die Feststellung gemacht, dass gelbes und oranges Licht zur Entspannung und dadurch zur Schönheit beiträgt. Dies sind die Farben des Erdelements. Wenn wir Lebensmittel in diesen Farben verzehren, helfen sie uns zu entspannen: ein interessanter Punkt zum Thema „Schönheit kann man essen“!

Aus einem falsch verstandenen Schönheitskult mit zum Beispiel intensivem Verzehr von Rohkost reduziert sich besonders im Bindegewebe der Haut die Feuchtigkeit. Dann sind wir zwar schlank, aber mit zunehmendem Alter macht sich auch schneller trockene Haut mit früher Faltenbildung bemerkbar.

Was ist Schönheit?

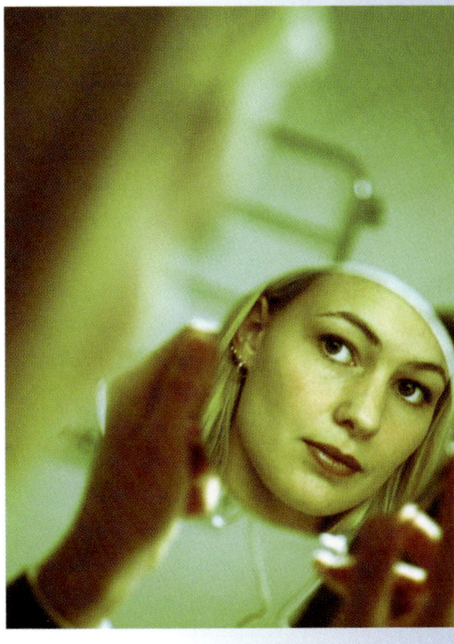

In unserer heutigen Zeit wird mehr Geld als je zuvor ausgegeben, um Schönheit zu erlangen, sei es für Cremes in Töpfchen und Tuben, für Faltenunterspritzung bis hin zu Schönheitsoperationen.

Schön wollen wir sein, Schönheit wollen wir ausstrahlen – und unsere Mitmenschen sollen uns schön finden.

Schönheit lesen wir in erster Linie vom Gesicht ab. Erst danach zählen wir den gesamten Körper, die Haare, unser emotionales Wesen und unsere Kleidung dazu.

Kriterien der Schönheit

- **Unsere Haut** – besonders wichtig: rosig, glatt und faltenfrei soll sie sein.
- **Unser Gewicht:** Ein wohlproportioniertes Idealgewicht wird angestrebt.
- **Unser Haar:** Zu Gunsten von fülligem, glänzendem Haar sollen sprödes, widerspenstiges, zu dünnes Haar und ganz besonders Haarausfall weichen.
- **Unser Gesichtsausdruck:** Möglichst fröhlich soll er sein und nicht traurig oder gar griesgrämig.
- **Unsere Kleidung:** Positiv soll sie unser Erscheinungsbild ergänzen.

Schönheit fängt mit der Haut an. Um speziell die Haut ausreichend zu befeuchten, kennt die Ernährung nach den 5 Elementen bestimmte Lebensmittel. Wenn diese, durchaus schmackhaften, „normalen“ Lebensmittel häufig verzehrt werden, wird das Bindegewebe unserer Haut mehr Feuchtigkeit aufnehmen – der Erfolg zeigt sich schon nach wenigen Tagen an einer strafferen Haut.

Info

Gutes Aussehen – inklusive faltenloser Haut – hat nicht unbedingt mit dem Alter zu tun, sondern vielmehr mit unseren Lebensgewohnheiten wie Schlafen, Essen und Trinken.

Unsere Haut

Unsere Haut erfüllt vielfältige Aufgaben:

- **Schutzhülle:** Die Haut umgibt den ganzen Körper und bietet so Schutz vor Verletzungen oder eindringendem Schmutz.
- **Speicher:** Sie dient als Feuchtigkeits- und Nährstoffspeicher.
- **Kühlung:** Bei hoher Wärmeeinwirkung kühlt sie durch Verdunstung (Schwitzen) unseren Körper.
- **Ausscheidung:** Die Haut ist ein Ausscheidungsorgan. Besonders bei Krankheiten macht sich deshalb verstärkt übel riechender Schweiß oder unter Umständen auch Eiter bemerkbar.
- **Sinnesorgan:** Die Haut ist ein Sinnesorgan, wir fühlen Wärme, Kälte, Weiches, Raues, Hartes und körperlichen Schmerz.
- **Befindlichkeit:** Außerdem wird an unserer Haut unsere Befindlichkeit sichtbar: Wir werden rot vor Ärger oder Scham, blass vor Wut, und zeigen Gänsehaut bei Kälte.

Info

Die Haut eines Erwachsenen wiegt ungefähr ein Viertel seines Körpergewichts; ein Viertel des Gesamtwasserhaushalts ist in ihr gespeichert.

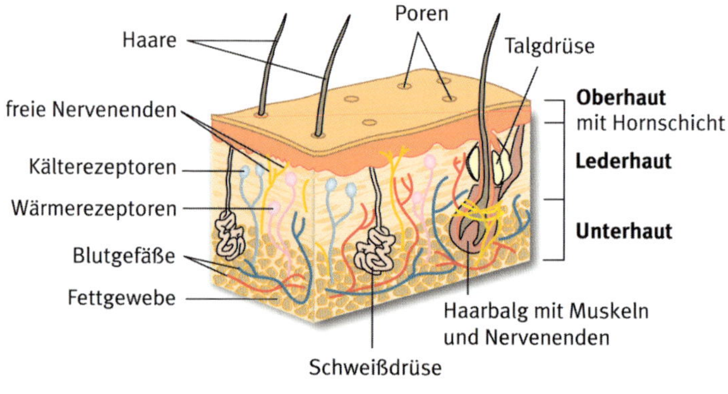

In etwa acht Tagen erneuert sich beim gesunden Menschen die Hornschicht. Sie sorgt dafür, dass nicht zu viel Wasser nach außen abgegeben wird. Die Oberhaut, also die gesamte äußere Schicht, erneuert sich alle 28 Tage. Darunter befinden sich die Leder- und die Unterhaut. Die Lederhaut besteht hauptsächlich aus zugfestem Bindegewebe. Sie ist zum Großteil dafür verantwortlich, wie elastisch die Haut insgesamt ist und auch wie faltenfrei.

Faltige Haut muss nicht sein!

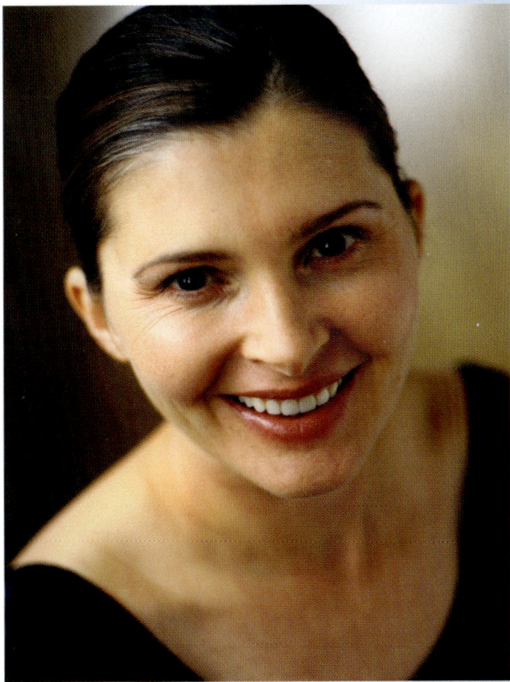

Wird dem Körper nicht genügend aufnehmbare Feuchtigkeit über Essen und Trinken zugeführt, zeigen sich vorzeitig Falten, denn zunächst brauchen unsere Organe die Feuchtigkeit: Sie haben – ebenso wie die Blut- und Lymphflüssigkeit – Vorrang in der Versorgung. Ist also insgesamt nicht genügend Feuchtigkeit da, fehlt sie als erstes in der Lederhaut – und damit beginnt die Faltenbildung.

Dass wir auch in dieser Beziehung für unser Hauterscheinungsbild selbst verantwortlich sind, wissen die wenigsten. Nach erfolglosem Auftragen viel versprechender Cremes kommt oft der Zeitpunkt, ab dem man sich mit den eigenen Falten anfreundet. Meist gelingt dies nur schwer, und manche hadern sehr mit solchen vermeintlich unausweichlichen Falten, die das Alter eben mit sich bringt. Dabei wird oft beobachtet, dass die Freundin oder Nachbarin gleichen Alters mit Faltenproblemen weniger belastet ist. Gut, wenn wir nun lesen, was wir selbst tun können, damit das Bindegewebe unserer Haut genügend befeuchtet wird und Falten sozusagen von innen her geglättet werden.

Der Trick dabei ist, die Feuchtigkeit ausgewählter Speisen und Getränke optimal zu nutzen, sei es über den richtigen Verzehrzeitpunkt oder über die Zubereitungsart. Denn: Lebensmittel können von ihrer Wirkungsweise her befeuchtend auf unser Bindegewebe wirken oder austrocknend und damit entwässernd, also dem Bindegewebe Feuchtigkeit entziehen und so die Falten verstärken.

Anders ausgedrückt: Wir selbst können viel an unserem Erscheinungsbild verbessern. Dazu gehört, dass wir uns entsprechendes Wissen aneignen und dieses dann auch umsetzen.

Info

Eine gewisse Austrocknung der Haut kann mit zunehmendem Alter zwar nicht verhindert, aber doch günstig beeinflusst werden. So bietet die Ernährung nach den 5 Elementen mit dem Wissen um die befeuchtende Wirkung der Lebensmittel eine echte Alternative zur Faltenunterspritzung!

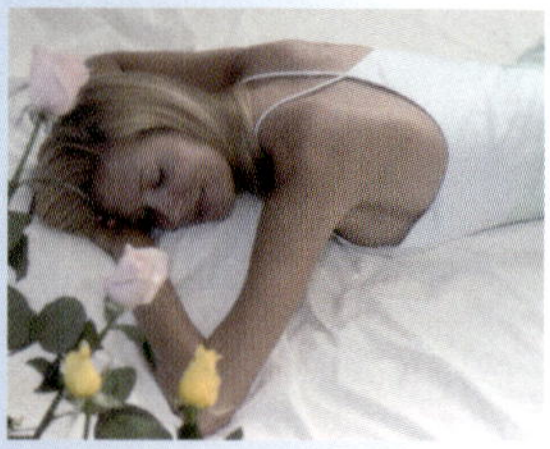

Info

Über Essen und Trinken können sich Säfte im Körper aufbauen, die dann das Bindegewebe der Haut befeuchten. Ebenso bauen sich Körpersäfte nachts im Schlaf auf.

Warum wir manchmal „alt“ aussehen ...

Sicher haben Sie schon bemerkt, dass Sie an manchen Tagen älter aussehen als an anderen. Das haben die Speisen und Getränke der Vortage zu verantworten – oder auch eventuell schlaflose Nächte.

Auch wenn wir überwiegend entwässernde und austrocknende Speisen oder Getränke verzehren, können sich Säfte reduzieren. Nahrungsmittel und Getränke, die dem Körper mehr Flüssigkeit entziehen als sie ihm liefern, sind: Knäckebrot, Hülsenfrüchte, Maronen, Lamm, Wild, Rotwein, Kaffee, Schwarztee, herber Grün- und Roiboostee und viele andere Kräutertees.

Das Hauptanliegen dieses Buchs besteht darin, Kenntnisse über die Wirkungsweisen der verschiedenen Lebensmittel weiterzugeben. Wir betrachten nicht wie ein Chemiker isolierte Stoffe: Wo sind wie viele Vitamine enthalten? Wir wollen vielmehr wissen: Wie wirkt die Speise, nachdem wir sie verzehrt haben, in unserem Körper: austrocknend oder befeuchtend, erwärmend oder abkühlend? Denn: Verzehren wir befeuchtende Speisen, polstern die zugeführten Säfte unser Hautbindegewebe auf und verringern dadurch erfreulicherweise unsere entstandenen Falten.

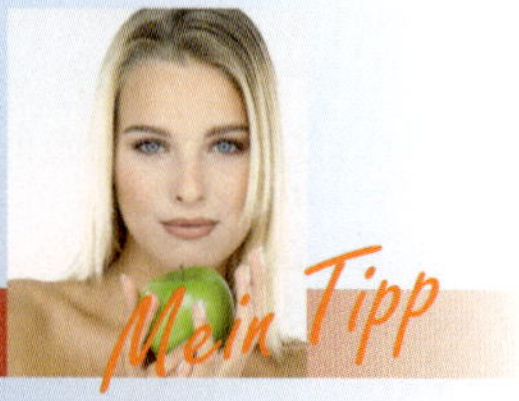

„Verzehren Sie möglichst täglich Nahrungsmittel, die Säfte aufbauen – das erhält das Blut gesund!“

Auch unser Blut braucht säftehaltige Speisen ...

Die Qualität unseres Blutes ist ebenfalls für gutes Aussehen verantwortlich. Um Blut aufzubauen, ist es wichtig, vollwertige, gekochte Gemüse, Obstkompotte, Getreide sowie ausreichend Fisch und in geringem Maße Fleisch zu verzehren; wohlgemerkt *gekochtes* Gemüse und *gekochtes* Obst, weil beim Verzehr von Rohkost keine Säfte im Körper aufgebaut werden.

Der Verzehr von gekochtem Gemüse und Obstkompotten lässt unsere Haut für lange Zeit jugendlich und frisch aussehen. Denn diese Speisen sind durch den Kochvorgang bereits so aufgeschlossen, dass sie vom Körper leicht in körpereigene Säfte umgewandelt werden können.

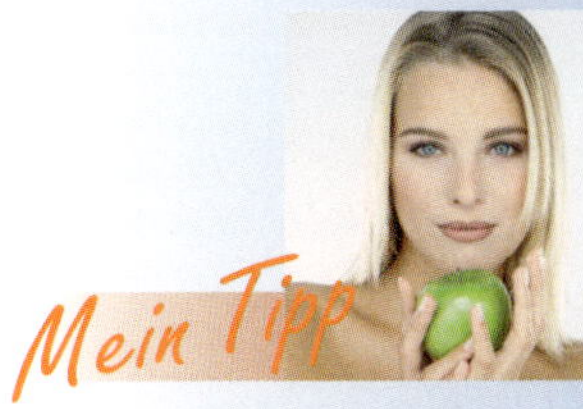

„Eine Aprikosen- oder Kirschenkur im Sommer verbessert das Blutbild und damit Ihr Aussehen."

Auch Säfte aus gekochtem Gemüse und Obst sind nicht nur daran beteiligt, Blut aufzubauen, sondern auch, es fließfähig zu halten. Denn wenn unser Blut zu dick ist, fließt es langsam, und der Körper kann nicht mehr genügend schnell umwandeln und ausscheiden. Das führt dann bald zu gedrosselter Aktivität mit eventuellen gesundheitlichen Beeinträchtigungen.

Intensiv rote Gemüse (etwa rote Beete und Blaukraut) sowie reife Aprikosen, Kirschen und rote Trauben tun unserer Blutqualität gut. Sie bringen in ein paar Wochen blasse, fahle Gesichtsfarbe zum Verschwinden.

... und unsere Haare profitieren von Säfte aufbauender Ernährung

Unsere Haare werden auch als Hautanhangsgebilde bezeichnet. Etwa 100 000 Haare wachsen auf unserem Kopf. Sie entstehen in den Haarzwiebeln, die in die Lederhaut eingebettet sind.

Die Haarzwiebel wird direkt über ein Blutgefäß mit Nährstoffen versorgt. Die Chinesische Medizin sagt: Unsere Haare sind die Reste unseres Blutes. Sie zeigen an, wie vital unser Blut und insgesamt unsere Lebensenergie ist. Über die Ernährung können wir die Haare daran hindern auszufallen, spröde und brüchig zu werden, vielleicht sogar daran, zu ergrauen.

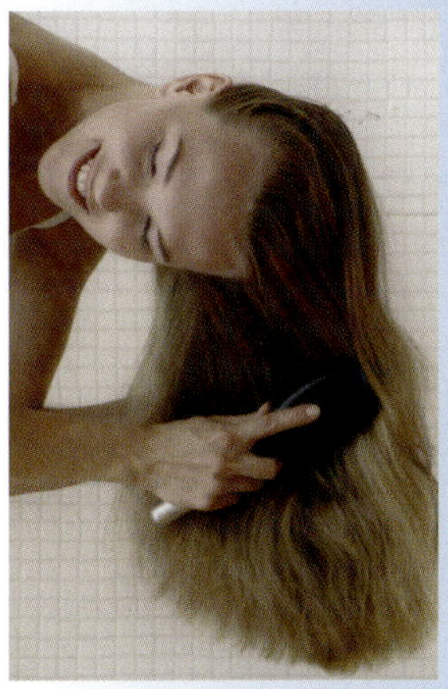

Ist unsere Blutqualität in Ordnung, glänzen unsere Haare schön und sind stabil.

Zuckerrohrmelasse und Zuckerrübensirup tun den Haaren besonders gut. Beide liefern Mineralstoffe, die den Haarwuchs aktivieren; die Haare fallen weniger aus und sie werden stabiler. Auch Avocado und Leinöl verbessern die Haarstruktur (siehe auch Schnellkur für schönes Haar, Seite 91).

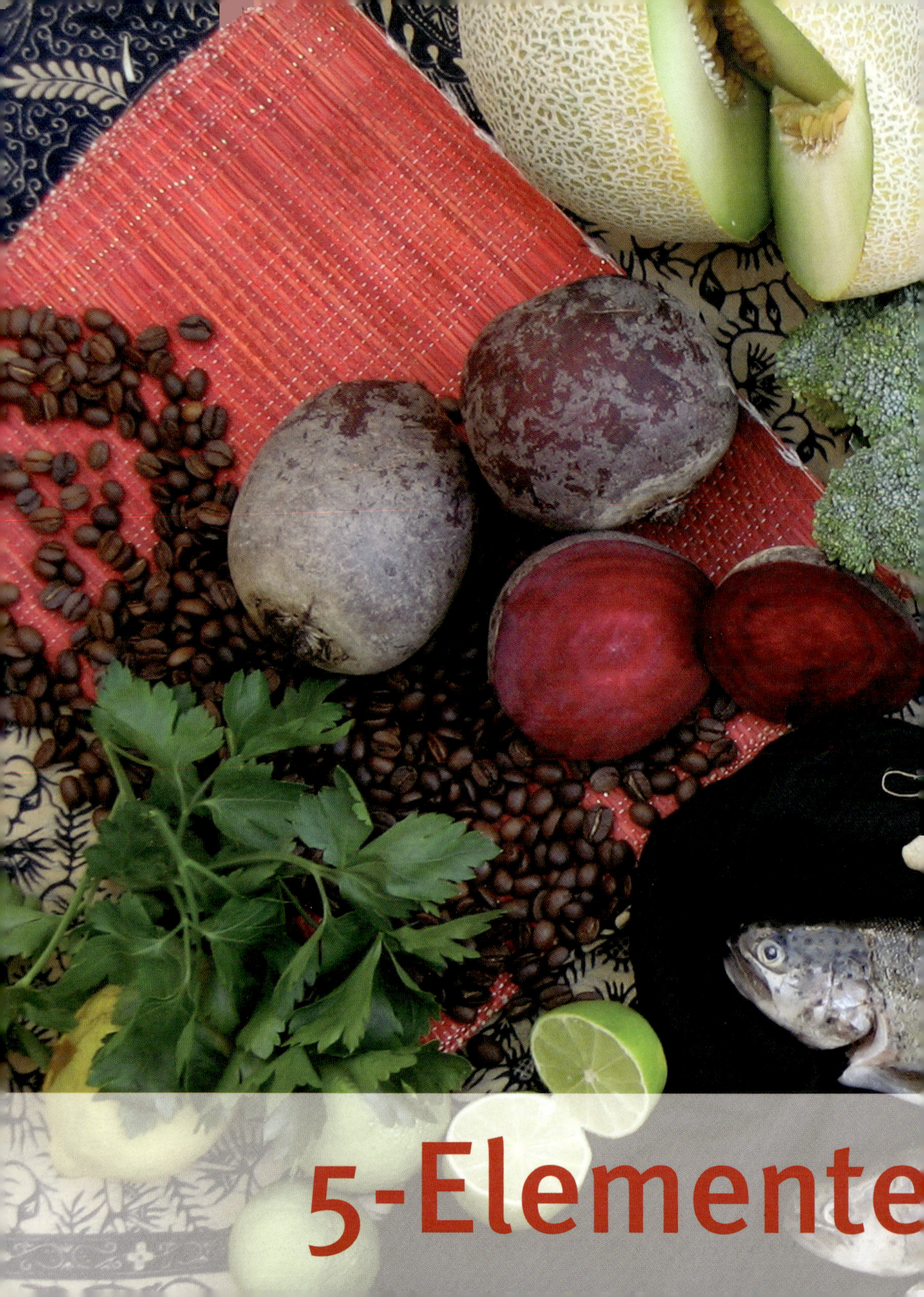

5-Elemente

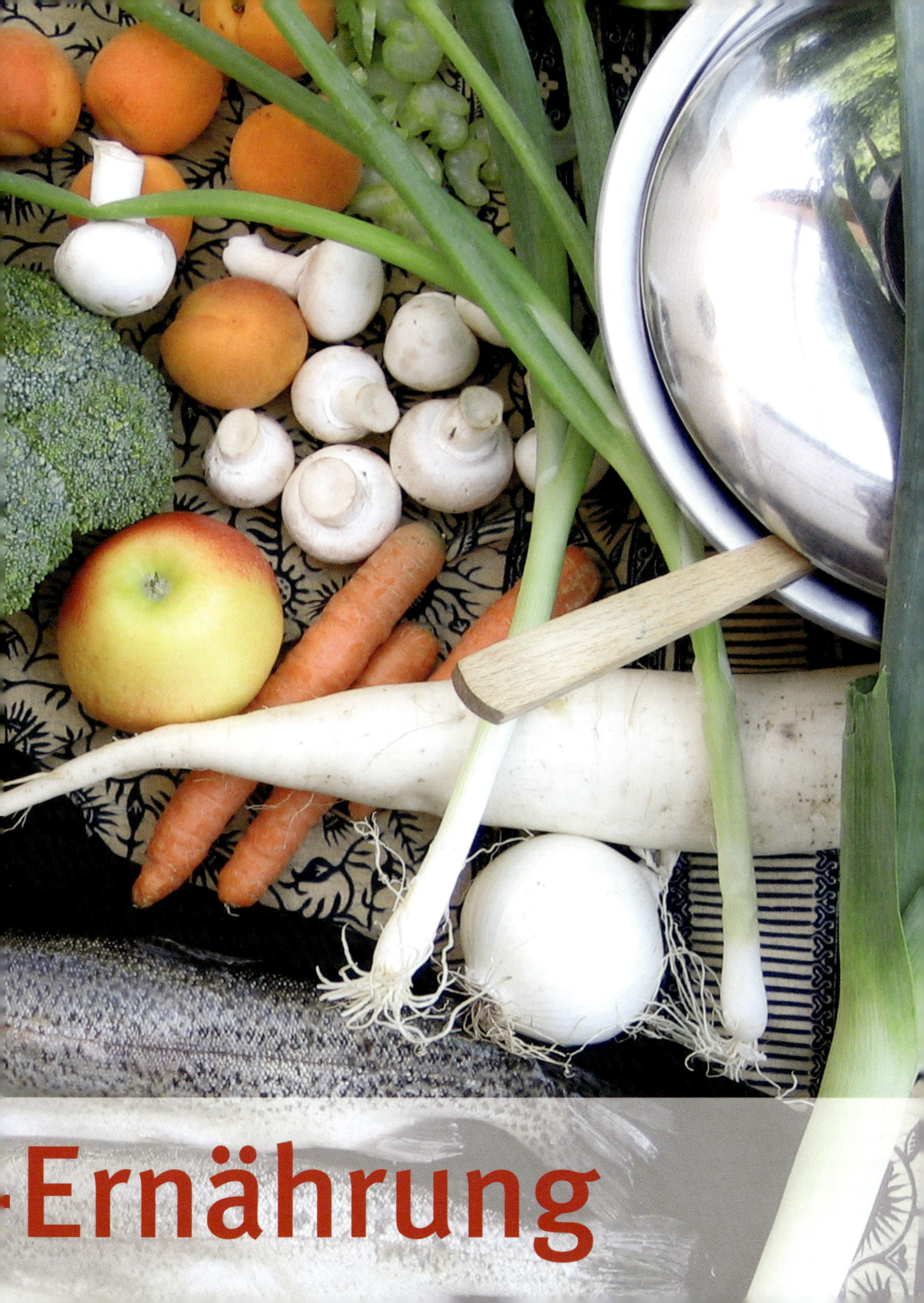

Ernährung

Was sind die „5 Elemente“?

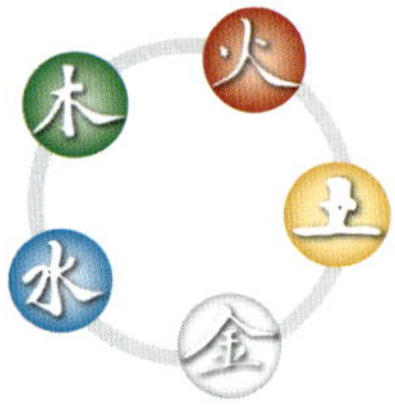

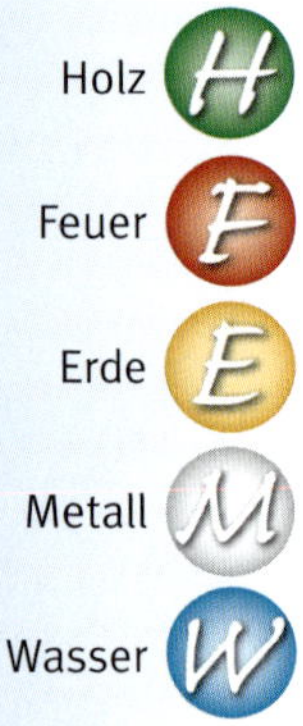

Das 5-Elemente-System dient in der Traditionellen Chinesischen Medizin (TCM) seit Tausenden von Jahren dazu, die Zusammenhänge von Naturkräften, Körper, Seele und Geist zu ordnen. Zeitliche Abläufe und die sich immer wieder wandelnden Gegebenheiten wie Jahreszeiten oder Lebensabschnitte (vom Säugling bis zum Greis) werden den 5 Elementen Holz, Feuer, Erde, Metall und Wasser zugeordnet. Alle 5 Elemente bilden ein Ganzes – sie stehen untereinander in Verbindung.

Auch unsere Ernährung mit ihren Geschmacksrichtungen sauer, bitter, süß, scharf und salzig findet sich in dem 5-Elemente-System wieder; ebenso sind unsere Organe diesem zugeordnet. In diesem differenzierten System können wir ablesen, was wir brauchen, um im Gleichgewicht zu bleiben oder dieses wieder zu erlangen, denn: Sich im Gleichgewicht ernähren bedeutet mehr Gesundheit, Stabilität und Schönheit.

Die 5-Elemente-Ernährung ist die moderne Umsetzung der Traditionellen Chinesischen Ernährungslehre (TCE). Die Chinesen haben schon vor sehr langer Zeit die Wirkungsweise der einzelnen Lebensmittel erkannt und ihre tägliche Ernährung immer zugleich als Heilmittel verstanden und eingesetzt. Diese besonderen Erkenntnisse wurden von Generation zu Generation weiter gegeben und sind nun auch bei uns als „Ernährung nach den 5 Elementen“ bekannt. Das Faszinierende daran ist: Zunächst wird der Mensch betrachtet und dabei erkundet, wie er sich fühlt; erst danach werden Empfehlungen gegeben – eine Beratung, beispielsweise im Bereich der Ernährung, erfolgt also immer individuell.

Info

Eine Beratung erfolgt immer individuell, also auf die einzelne Person abgestimmt.

Unsere Lebensmittel wirken vielfältig

Damit wir die Wirkung von Lebensmitteln im Zuge einer Eigenberatung gezielt einsetzen und uns damit etwas Gutes tun können, müssen wir als Erstes die vielfältigen Wirkungsweisen der Lebensmittel genau kennen lernen.

Die Wirkung der Lebensmittel nach den 5 Elementen

- Lebensmittel haben eine thermische Wirkung.
- Lebensmittel befeuchten das Bindegewebe oder trocknen es aus.
- Lebensmittel bauen Energie auf.
- Lebensmittel wirken auf Grund ihres Geschmacks direkt auf unsere Organe und deren Funktionskreise.

Die thermische Wirkung der Lebensmittel

Die Chinesen haben herausgefunden, dass es Lebensmittel gibt, die uns, nachdem wir sie verzehrt haben, entweder erwärmen oder aber abkühlen. Je nach unserem Empfinden und je nach Jahreszeit sollen wir *die* Lebensmittel auswählen, die unser Gleichgewicht erhalten. So sollte im Winter mehr Erwärmendes, Gekochtes, im Sommer mehr Erfrischendes, Rohes verzehrt werden.

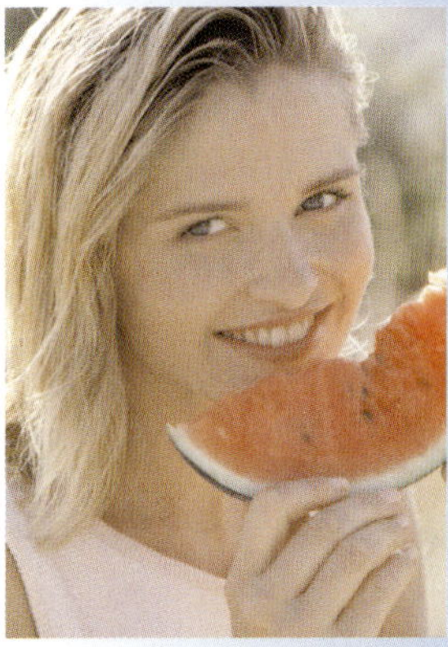

Info

Im Sommer kühlt Erfrischendes und gleicht so die Sommerhitze aus.

Tipp

Gekochtes Gemüse und Obst befeuchten die Haut.

Die befeuchtende oder austrocknende Wirkung der Lebensmittel

Für die Befeuchtung der Haut ist es in erster Linie wichtig, die Säfte aufbauende Wirkung der Speisen und Getränke zu kennen. Der Kochvorgang beispielsweise bereitet Gemüse und Obst so auf, dass der Körper die Säfte der Speise leicht aufnehmen kann, um sie dann ins Bindegewebe einzuschleusen.

Info

Der Genuss von Lebensmitteln, die das Bindegewebe befeuchten, schenkt uns eine glattere Haut und im Ganzen mehr Stabilität – das fördert unsere Schönheit.

Dagegen kann der Magen rohes Obst, Gemüse und Salat nicht so verdauen, dass er ausreichend Säfte für das Bindegewebe bereit stellt. Als Folge können die Säfte im Bindegewebe immer mehr schwinden – Austrocknung stellt sich ein. Das bedeutet unter Umständen Falten, raue und schuppige Haut, sprödes Haar, ebenso innere und äußere Unruhe, Beben des Körpers, Hitzezustände, Schlafstörungen, eventuell auch Verstopfung.

Getränke wie Kaffee, Kakao, Rotwein sowie Schwarztee und viele andere Tees oder auch deren zu langes Ziehen lassen haben eine besonders austrocknende Wirkung. Wir werden im Abschnitt „Tees" (siehe Seite 81 ff) darauf zurückkommen.

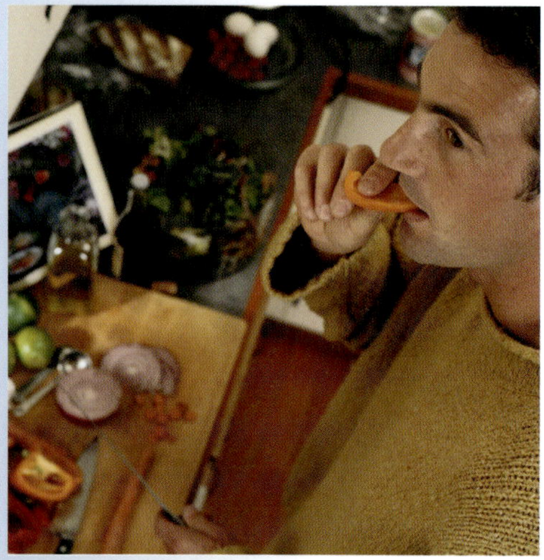

Die Energie aufbauende Wirkung der Lebensmittel

Wir brauchen vollwertiges Essen, um unsere Gesundheit stabil zu halten; dabei kommt die Vollwertküche zum Tragen. Naturbelassene Lebensmittel in hochwertiger Qualität, so frisch wie möglich zubereitet, liefern dem Körper am meisten Energie. Selbst zubereitete Mahlzeiten sind wertvoll, denn wir können sie auf unsere jeweiligen Bedürfnisse abstimmen.

Dagegen erfüllen industriell gefertigte Produkte, beispielsweise tiefgekühlte oder bestrahlte Gerichte oder auch in der Mikrowelle erhitzte Speisen, nicht die für den Energieaufbau nötigen Anforderungen. Ebenso sollten wir Nahrung mit Geschmacksverstärkern und Konservierungsstoffen meiden.

Verzehren wir häufig natürliche Lebensmittel, werden unsere Organe optimal gestärkt. Wir können gut Energie aufbauen, und das Verlangen nach industriell hergestellten Süßigkeiten, die nur leere Kalorien liefern, lässt nach.

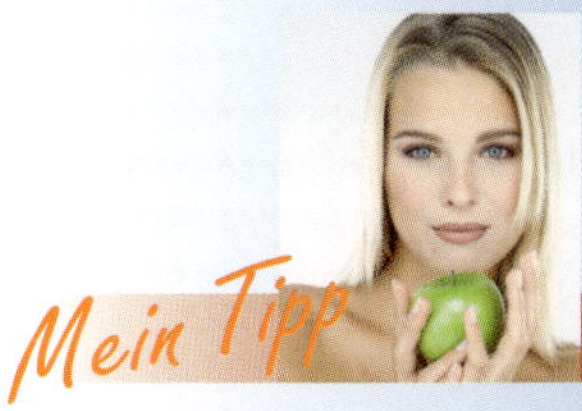

„Wenn Sie Ihre Gerichte aus frischen Zutaten zubereiten, nutzen Sie die Energie der Nahrungsmittel optimal."

Das Drei-Erwärmer-Modell

Die Traditionelle Chinesische Medizin stellt den Menschen mit seinen Energieabläufen im Drei-Erwärmer-Modell dar. Dabei wird der Körper mit seinen Organfunktionen unterteilt in den

- Oberen Erwärmer, den
- Mittleren Erwärmer und den
- Unteren Erwärmer.

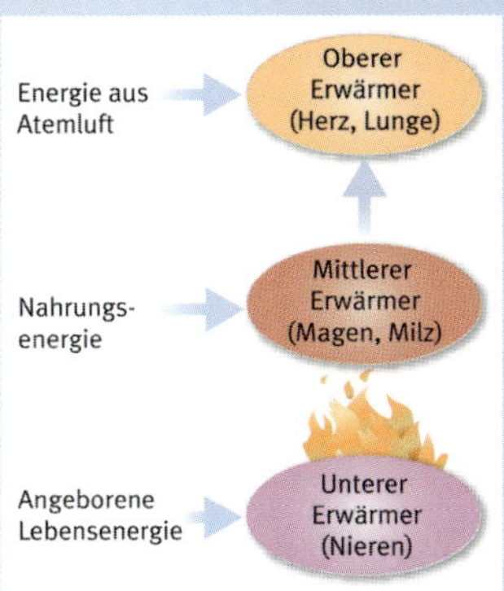

Der Untere Erwärmer ist Sitz unserer angeborenen Lebensenergie, des Feuers, das bis an unser Lebensende brennt. Über den Mittleren Erwärmer gelangt die Energie, die wir über die Nahrung aufnehmen, in den Körper. Je vollwertiger die zugeführte Nahrung ist, umso sparsamer verbraucht sich unsere angeborene Lebensenergie.

Eine überwiegend abkühlende Ernährung schwächt unser Verdauungsfeuer enorm.

Mangelnde Lebensfreude beispielsweise kann aus einer schwachen Funktion des Drei-Erwärmers resultieren. Das harmonische Zusammenspiel der drei Ebenen ist dann gestört.

Info

Ein ständiges Zuviel von einer Geschmacksrichtung schädigt auf Dauer die dazugehörigen Organe.

Die geschmackliche Wirkung der Lebensmittel auf unsere Organe

Die geschmackliche Wirkung der Lebensmittel hilft uns, unsere Organe mit ihren Funktionskreisen in Einklang zu bringen.

- **Sauer:** Dem Holzelement sind der saure, zusammenziehende Geschmack und die Organe Leber und Gallenblase zugeordnet. Wer oft viel Saures verzehrt, ist angespannt und reagiert schnell verärgert.
- **Bitter:** Dem Feuerelement sind der bittere, austrocknende Geschmack und die Organe Herz und Dünndarm zugeordnet. Wer oft viel Bitteres verzehrt, riskiert eine Austrocknung seiner Körpersäfte.
- **Süß:** Dem Erdelement sind der süße, befeuchtende, verteilende und Energie aufbauende Geschmack und die Organe Magen, Milz und Bauchspeicheldrüse zugeordnet. Wer oft viel Süßes verzehrt, riskiert eine Befeuchtung, die dann zu Übergewicht führt.
- **Scharf:** Dem Metallelement sind der scharfe, stagnationslösende Geschmack und die Organe Lunge und Dickdarm zugeordnet.

Geschmack	Sauer	Bitter	Süß	Scharf	Salzig
Element	Holz	Feuer	Erde	Metall	Wasser
Organ	Leber/ Gallenblase	Herz/ Dünndarm	Milz/Magen/ Bauchspeicheldrüse	Lunge/ Dickdarm	Niere/ Blase

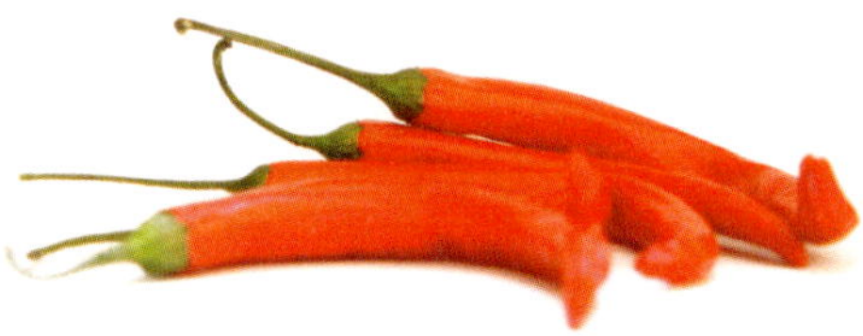

Wer oft scharf Gewürztes isst, kommt leicht in Hitzezustände, die von einer Reduzierung der Körpersäfte noch verstärkt werden. Damit gehen Aggressionen einher.

- **Salzig:** Dem Wasserelement sind der salzige, nach unten leitende Geschmack und die Organe Niere und Blase zugeordnet. Wer oft Salziges isst, fördert ebenfalls eine Austrocknung seiner Säfte, was zur Verhärtung der Gefäße führt.

In der TCE wird in der Wahl der Zutaten auf Ausgewogenheit geachtet: In jeder Speise soll jeder Geschmack vertreten sein und aus jedem Element eine Zutat verwendet werden – daher auch der Name 5-Elemente-Ernährung. So ist gewährleistet, dass jedes Organ angesprochen und versorgt wird – ich nenne die Ernährung nach den 5 Elementen daher auch gerne Gleichgewichtsernährung.

Um jedoch ein bereits bestehendes Ungleichgewicht auszugleichen, kann eine Geschmacksrichtung *kurzzeitig* bevorzugt werden.

Tipp

Das Vorhandensein aller fünf Geschmacksrichtungen in jedem Gericht ist die Grundlage des Kochens nach den 5 Elementen.

„Kochen im Kreis“

Im Zyklusverlauf der 5 Elemente werden die Organe der Reihe nach mit Energie versorgt. Aus diesem Prinzip heraus entspringt die Idee des 5-Elemente-Kochens, des „Kochens im Kreis“: Hierbei werden die Lebensmittel in der Reihenfolge der Elemente und Geschmacksrichtungen in das Gefäß gegeben und nach jeder Zutat umgerührt.

Alle in diesem Buch aufgeführten Rezepte sind nach diesem Prinzip aufgebaut. Wenn Sie die im Rezeptteil angegebenen Arbeitsschritte genau einhalten, bereiten Sie damit ein energetisch wertvolles Gericht zu, das Ihnen außerdem gut munden wird.

Info

Die Elementezuordnung ändert sich übrigens je nach Temperatur: Kaltes Wasser oder ein kalter Topf gehört zum Wasserelement, heißes Wasser und ein heißer Topf zum Feuerelement.

5-Elemente-Ernährung und die Psyche

Auch unsere psychische Befindlichkeit ist zum Teil ein Produkt dessen, was wir verzehren. Stimmt die Balance in den Elementen, lebt es sich leichter und wir fühlen uns wohler. Bei einem Ungleichgewicht ecken wir öfter an; wir werden dann als „ungemütliche" Menschen eingestuft.

Info

Wenn wir unser Feuerelement stärken, strahlen wir Heiterkeit aus.

- **Holzelement:** Ist dieses im Gleichgewicht, sind wir kreativ und können schnell entscheiden. Bei Unausgewogenheit stehen Angespanntheit, Zorn, Ärger oder Unentschlossenheit im Vordergrund; außerdem sind wir schnell beleidigt.
- **Feuerelement:** Ist dieses im Gleichgewicht, sind wir fröhlich, humorvoll und lachen oft. Besteht eine Unausgewogenheit, können wir keine Freude empfinden, uns sprachlich nicht gut ausdrücken und haben Schlafschwierigkeiten.
- **Erdelement:** Ist dieses im Gleichgewicht, sind wir stabil und können Verantwortung für andere übernehmen. Besteht eine Unausgewogenheit, grübeln wir, werden engstirnig und sorgen uns wegen Nichtigkeiten.
- **Metallelement:** Ist dieses im Gleichgewicht, sind wir zielsicher, gerecht und verlässlich. Besteht ein Ungleichgewicht, sind wir ungerecht, neigen zu Gewalt und fühlen uns oft grundlos traurig.
- **Wasserelement:** Ist dieses im Gleichgewicht, sind wir reaktionsschnell und mutig. Besteht ein Ungleichgewicht, sind wir ängstlich und neigen zu Resignation oder gar Verzweiflung.

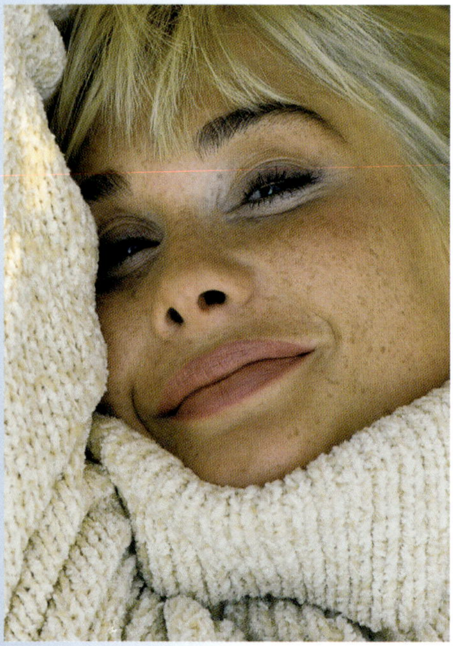

Wie Ernährung unsere Stimmung beeinflussen kann

- Unsere Stimmung verbessert sich durch Kauen von Fenchel- und Aniskörnern – dies kommt auch unserer Ausstrahlung zugute.
- Sehr wirkungsvoll, um unsere Psyche zu stützen, ist auch das „Kochen im Kreis“ (siehe Seite 21). Die letzte Zutat, die an eine Speise gegeben wird, führt zu einer enormen Stärkung im entsprechenden Element. Wollen wir zum Beispiel unser Herz stärken, um so zu mehr Fröhlichkeit zu gelangen, geben wir als letztes eine Zutat aus dem Feuerelement an unser Gericht, etwa Rotwein, Kakao- oder Paprikapulver. Bereits nach wenigen Wochen werden Sie merken, dass Sie öfter lächeln und fröhlicher sind.
- Sturheit kann über mehr Befeuchtung vermindert werden. Man kann zum Beispiel bei kleinen unruhigen Kindern oft beobachten, dass sie gelassener werden, wenn sie etwas zu trinken bekommen haben.
- Über erwärmende Ernährung wird in uns Energie aufgebaut; auch dies stärkt unsere Psyche und verschafft uns mehr Entschlossenheit, Probleme anzugehen.

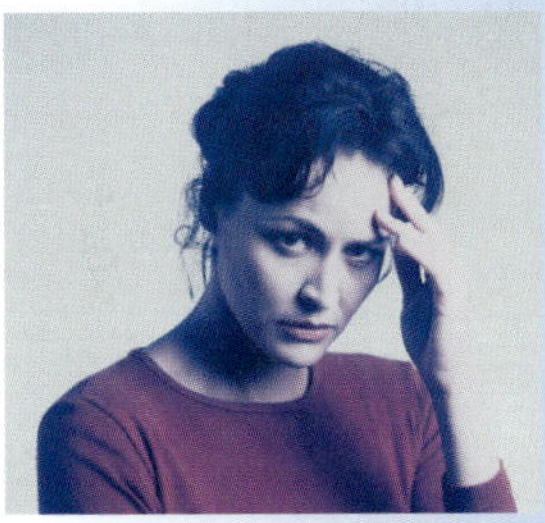

Nicht alles so verbissen sehen

Östliche Lehren sagen, dass der Körper aus unseren Drüsen bei Ärger, Zorn, Wut und Beleidigtsein ein schädliches Sekret aussondert, das die Stoffwechselvorgänge behindert. Damit unser Aussehen nicht negativ beeinflusst wird, muss dieses Sekret wieder neutralisiert werden.

Info

Auch Kummer gräbt sich in die Gesichtsmuskeln ein und wirkt außerdem wie ein Staubsauger, der Energie abzieht.

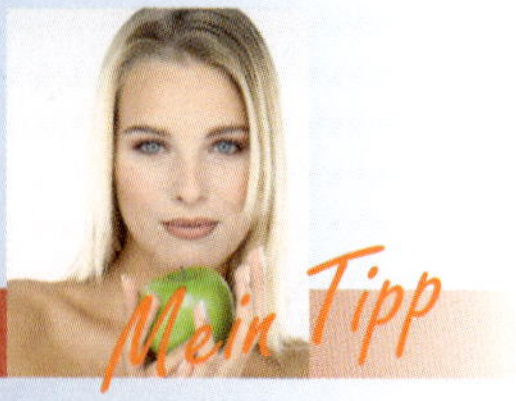

„Üben Sie sich so oft wie möglich in Bescheidenheit und Dankbarkeit. Diese Haltung trägt zu entspannterem Aussehen bei."

Am schnellsten gelingt dies über Versöhnung. Da diese oft nicht sofort möglich ist, helfen Lachen, gelöschter Wein (siehe Seite 79) oder auch Gänseblümchentee (siehe Seite 82). Das schädliche Sekret wird neutralisiert, das Gemüt beruhigt sich. Auch Magnesium, beispielsweise als Schüßler-Salz, hilft: es entspannt, glättet unseren Gesichtsausdruck und die Verbissenheit verschwindet.

Lächeln ist der Gegenspieler von Ärger, Zorn, Wut und Beleidigtsein. Beim Lächeln sondert sich nach östlichen Lehren aus unseren Drüsen ein honigähnliches Sekret ab, das unseren Körper „schmiert" und imstande ist, das innerliche Empfinden und die angespannten Gesichtszüge zu neutralisieren.

Tipp

Ein herzhaftes Lachen vertieft auf natürliche Weise die Atmung, ebenso wie Singen, Stöhnen, Seufzen, Schreien und Weinen. Sauerstoff bedeutet Nahrung für unsere Zellen und schenkt uns dadurch Energie und Lebensfreude

Lachen Sie sich schön

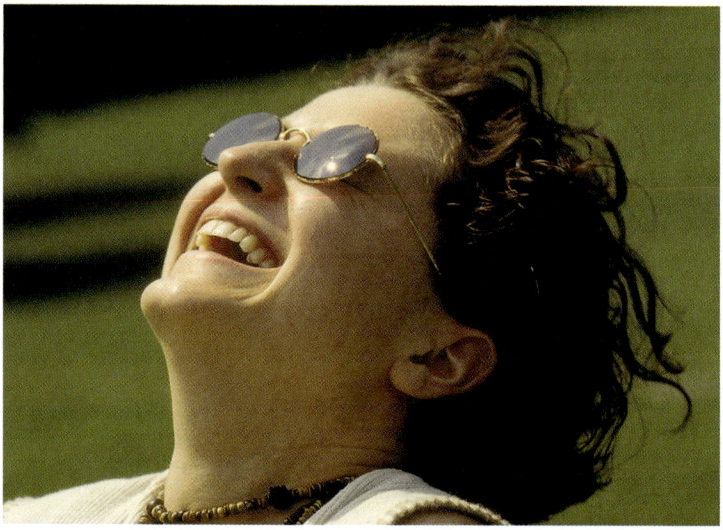

Für Körper und Seele gleichermaßen gut ist Lach-Yoga. Durch Lachen erfolgt eine intensive Sauerstoffzufuhr. Viel frische Luft kommt in den Körper und belebt ihn, Krankheiten bessern sich dadurch und Trübsal und Depressionen werden verscheucht. Mit den folgenden Übungen können Sie Lach-Yoga gleich einmal ausprobieren:

- **1. Ballübung:** Beide Hände bemühen sich, wie beim Jonglieren, abwechselnd einen gedachten Ball zu fangen. Dabei lachen Sie den Ball mit einem lauten „Ha-ha-ha" immer wieder an. Ca. 3 Minuten üben.
- **2. Ballübung:** Sie heben abwechselnd, wie zum Ballkicken, ein Bein ca. 10 cm vom Boden ab, knicken locker das Knie und schwenken locker zum anderen Bein hinüber, in Gedanken vor sich den Ball, den Sie einmal mit dem rechten und einmal mit dem linken Fuß anschubsen. Man soll sich immer ganz locker bewegen und dabei ein lautes „Hi-hi-hi"-Lachen von sich geben.

Die bewusste Lockerung der Gelenke und der Umstand, dass wir an nichts anderes denken können, wenn wir lachen, bieten eine Loslösung von eventuellen Problemen. Wir können uns danach entspannt neu orientieren.

Info

Lach-Yoga ist Jogging für die inneren Organe. Muskel- und Bindegewebe werden gelockert und dadurch Energiestauungen aufgelöst.

Tiefe Atmung fördert die Gesundheit

Die gesundheitsfördernde Wirkung von Lach-Yoga beruht auf einer verstärkten tiefen Atmung. Die Atmung ist im Drei-Erwärmer-Modell die 3. Ebene, die Energie für unsere Gesunderhaltung bereitstellt. Daher lohnt sich das Antrainieren einer intensiven Bauchatmung, beispielsweise mit der folgenden Übung, die Sie am besten abends vor dem Schlafen durchführen: Legen Sie sich auf den Rücken – in dieser Lage können Sie gut entspannen und sich am besten Ihre Atmung bewusst machen. Fühlen Sie mit den Händen auf dem Bauch, wie sich Ihre Bauchdecke beim Einatmen hebt und beim Ausatmen wieder senkt. Während des Schlafes führen Sie nun ganz automatisch die Bauchatmung weiter und profitieren noch Stunden danach durch mehr Energie und Lebensfreude.

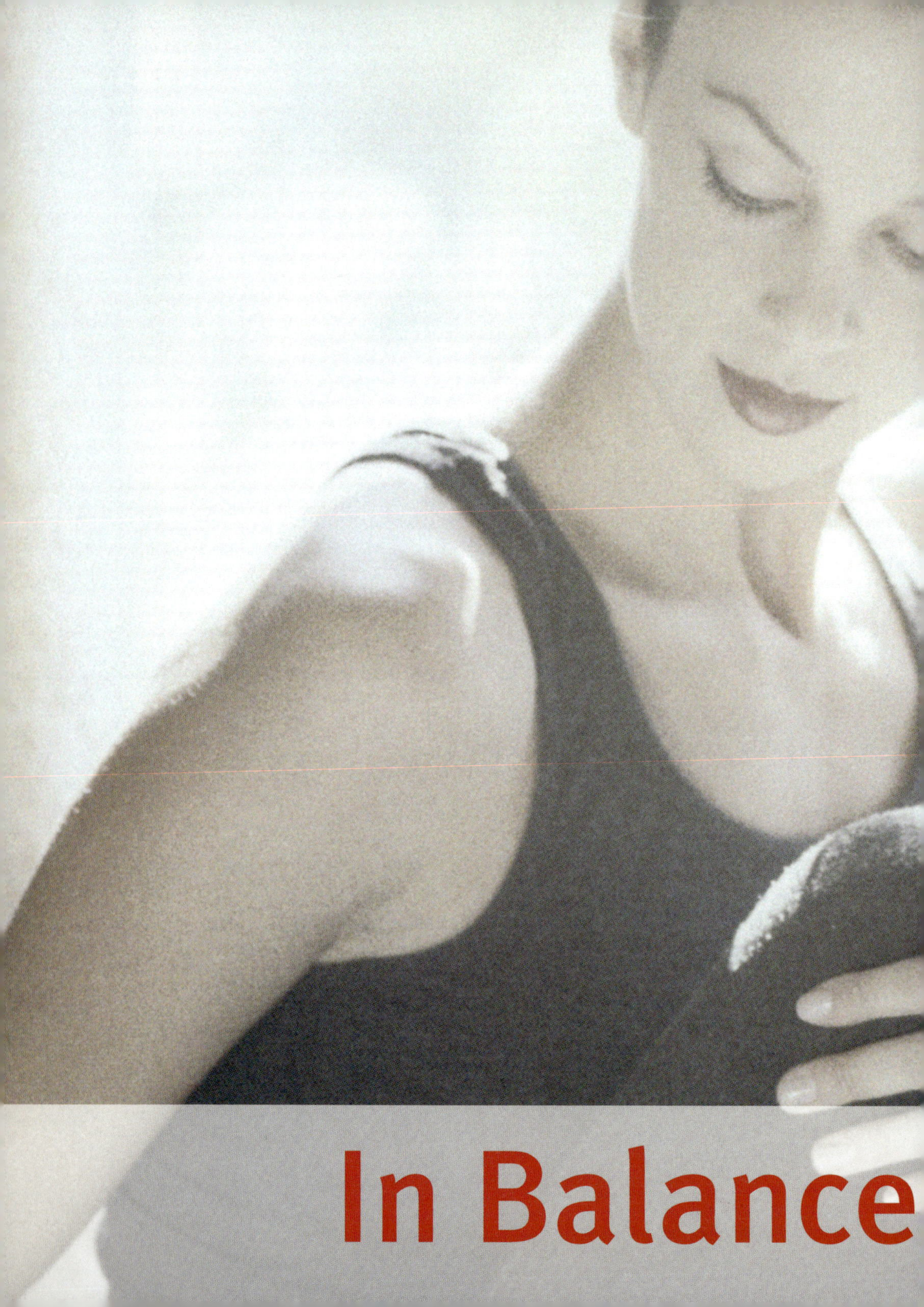

In Balance

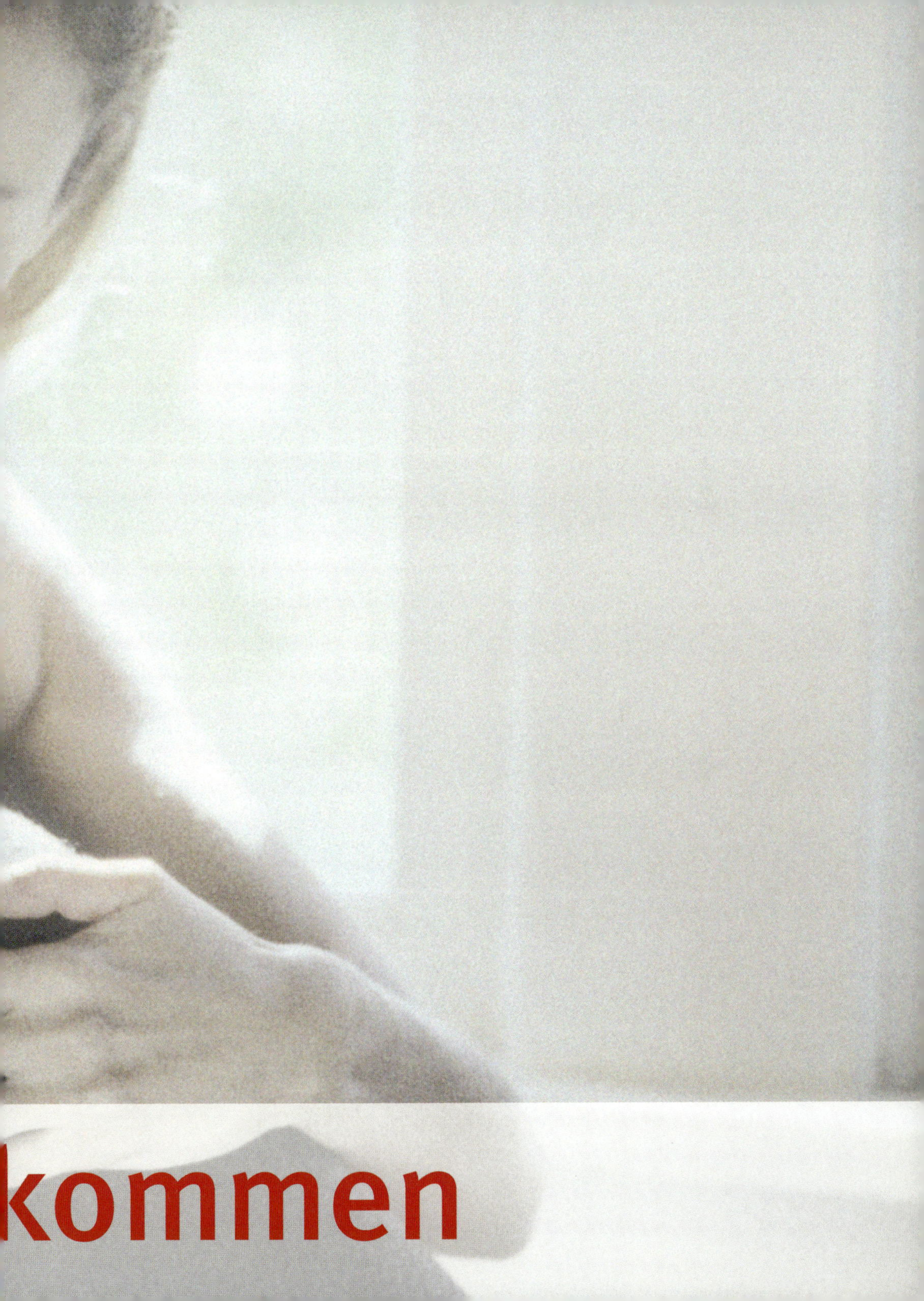

kommen

Yin und Yang

Das einfachste Modell der chinesischen Weltanschauung mit den beiden Gegensatzpaaren Yin und Yang ist auch die Basis der 5-Elemente-Ernährung:

- **Yin** steht für Dunkelheit, Kälte, alles Weiche und Flüssige und für alles Sichtbare. Yin vermehrt unsere Körpersäfte und kühlt uns.
- **Yang** steht für Helligkeit, Wärme, Kompaktheit, alles Geistige und Unsichtbare, was zum Lebendigsein dazu gehört. Yang stärkt unsere Energie und wärmt uns.

Das Wechselspiel von Yin und Yang erhält uns am Leben. Trennen sich Yin und Yang, tritt der Tod ein.

Info

Wenn wir das Wechselspiel von Yin und Yang und die Wirkungsweise der Lebensmittel kennen, können wir ein bestehendes Ungleichgewicht über den Verzehr bestimmter Speisen und Getränke ausbalancieren.

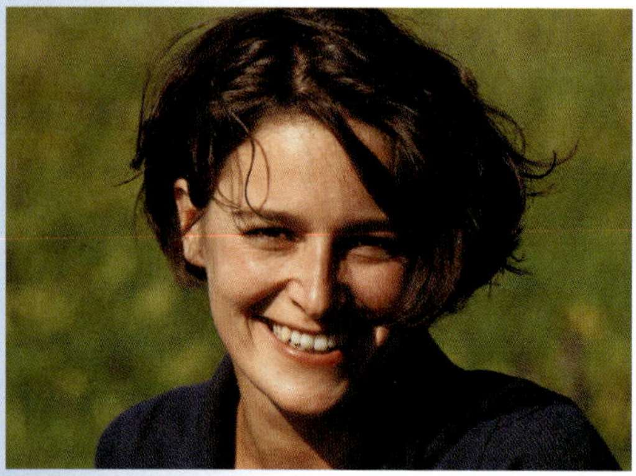

Die Traditionelle Chinesische Medizin geht davon aus, dass Gesundheit vorherrscht, wenn Yin und Yang im Gleichgewicht sind. Besonders in unserem Gesicht wird ein Ungleichgewicht von Yin und Yang erkennbar als Anspannung, Bekümmertsein, Austrocknung, Überhitzung oder Aufgeschwemmtsein. Gleichgewicht bedeutet auch immer Schönheit.

Mangel an Yin

Wenn wir zu trockener, schuppiger Haut und zu früher Faltenbildung neigen, enthält das Bindegewebe unserer Haut wenig Feuchtigkeit und es herrscht ein Mangel an Yin. Spargel und Blaukraut in gekochter Form, ebenso Apfelkompott und Jogurt bringen kleinere Fältchen schnell zum Verschwinden.

Mangel an Yin mit erhöhtem Yang

Ist Yin, also das Flüssige und Kühle, reduziert, gewinnt Yang, die Wärme, die Oberhand. Diese Wärme verbraucht verstärkt Flüssiges. Deswegen trocknen wir immer mehr aus und Yang erhöht sich. Bei vermindertem Yin und erhöhtem Yang klagen die Menschen über innere Unruhe, Hitzezustände, Schlafstörungen und Zittern am Körper. Sie leiden oftmals an Ungeduld, Unwirschsein, Gereiztheit, Zorn und Wut und müssen sich über alles ärgern.

Unser Yin wird durch saftige, nahrhafte Speisen aufgebaut. Dies bringt Erholung und Beruhigung, ebenso zusammenhängender, mindestens 7-stündiger Nachtschlaf.

Jede körperliche Bewegung bringt unsere Energie ins Fließen und wärmt uns. Für den Yin-reduzierten Typ mit viel Wärme ist Schwimmen in kühlem Wasser am besten. Durch das kühle Wasser reduziert sich das Yang, das Yin kann sich etwas erholen. Wir bekommen so ein immerhin mehrere Stunden anhaltendes Gleichgewicht, das wir als sehr wohltuend empfinden.

Info

Schwimmen in kaltem Wasser reduziert das Yang.

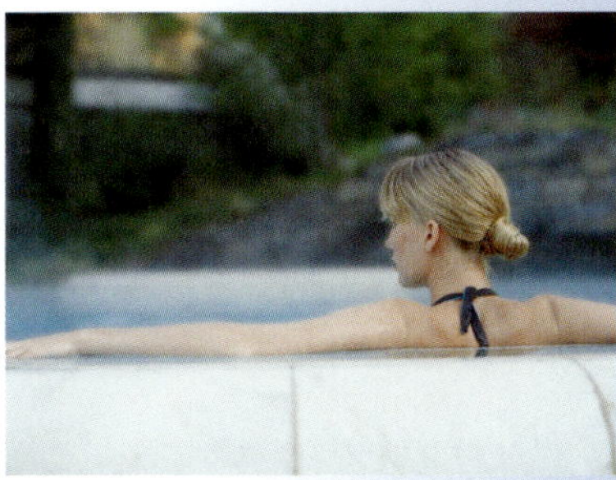

Mangel an Yin *und* Yang

Yin und Yang sind beide reduziert, wenn wir zu den genannten Unruhezuständen und trockener Haut auch noch ein ständiges Kältegefühl verspüren, das von Niedergeschlagenheit, Ängstlichkeit, Antriebsschwäche und Minderwertigkeitsgefühlen begleitet ist. Wir sollten dann wärmende, Säfte aufbauende Speisen und Getränke in unseren Speiseplan aufnehmen, und zwar so lange, bis sich ein Gleichgewicht einstellt – das heißt, bis wir wieder Wärme verspüren, nicht aber bis wir zu schwitzen beginnen.

Bewegung stärkt auch das Yang. Hier eignen sich Sportarten, die den Kreislauf anregen und erwärmen, beipielsweise Tanzen und Walking.

Info

Erwärmende Ernährung stabilisiert unser Yang, sodass wir wieder zuversichtlich und dynamisch durchs Leben gehen können.

Es gibt noch mehr Yin-Yang-Ungleichgewichtszustände als die genannten. Wenn Sie sich zuvor nicht eindeutig zuordnen konnten, weil Sie zum Beispiel trockene Haut haben, aber sonst unter Wassereinlagerungen leiden, suchen Sie bitte eine/n Therapeuten/in auf, der/die Sie nach Traditioneller Chinesischer Medizin und Ernährungslehre beraten kann.

Mit dem Wissen um die Wirkung der 5-Elemente-Ernährung können wir uns etwas Gutes tun und zum Beispiel verloren gegangenes Gleichgewicht durch Genuss am Essen wieder erlangen.

Info

Wir befinden uns nie in einem starren Yin-Yang-Zustand: Es gibt Situationen, in denen wir schnell von Wärme zu Kälte wechseln und umgekehrt, beispielsweise erhitzen uns scharf gewürzte Speisen oder großer Ärger sehr schnell.

Die folgenden Übungen regen Ihren Energiefluss an

Fingerzupfgymnastik

Wenn Sie einmal zu Hitze, ein andermal zu Kälte neigen, einen Kloß im Hals verspüren, kalte Hände oder kalte Füße haben, handelt es sich um einen Energiestau. Hierbei hilft die Fingerzupfgymnastik: Sie regt den Kreislauf an, löst Blockaden und verteilt die Wärme gleichmäßig.

Dazu zwickt man die Haut am Übergang von Daumen und Zeigefinger, von Zeigefinger und Mittelfinger usw. und zieht sie dort etwas an, erst zwischen allen Fingern der linken Hand, dann zwischen denen der rechten Hand, und das zusammen ca. fünf Minuten lang, dreimal täglich.

Gesichtsgymnastik

Auch eine Gesichtsgymnastik bringt uns Wärme und lässt unsere Energie freier fließen. Am besten besorgen sie sich hierzu eine Anleitung in Form eines Videos oder Buches.

Yin und Yang und unser Schlaf

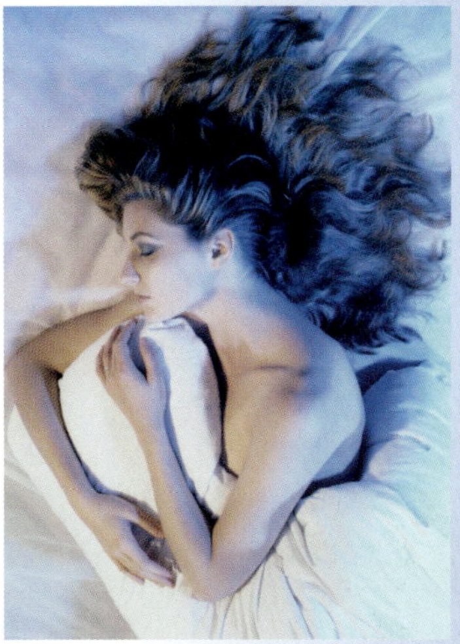

Einschlaf- und Durchschlafschwierigkeiten zeigen sich, wenn unser Yin reduziert ist. Das Yin sollte so stark und so groß sein, dass es nachts unser Yang „festhalten" und beruhigen kann. Gelingt ihm das nicht, wird das Yang groß, freut sich, dass es die Oberhand hat, und hüpft ständig hin und her. Deswegen verspüren wir eine innere Nervosität und eventuell auch einen übertriebenen Bewegungsdrang, weshalb wir auch nachts nicht zur Ruhe kommen können.

Tipps für einen guten Schlaf

Gekochtes Gemüse und Obstkompotte, Reis, Jogurt, Kefir, Traubensaft, Apfelsaft, Gerstenmalz und Zuckerrübensirup stärken das Yin. Wir können dadurch besser einschlafen und schlafen ruhiger.

Trinken Sie den Rosinentrunk (Rezept Seite 67) gegen 16 Uhr oder essen Sie um diese Zeit einen kleinen Naturjogurt mit Honig – das baut nicht nur Säfte auf und verbessert das Hautbild, sondern mindert auch Durchschlafschwierigkeiten in den Morgenstunden.

Harmonisierend auf den Körper und somit schlaffördernd wirken die folgenden Übungen aus dem Jin Shin Jyutsu:

- Abwechselnd beide Handgelenke halten oder
- Abwechselnd beide Daumen halten.

Diese Übungen können Sie überall ausführen, zum Beispiel während einer Unterhaltung, vor dem Fernseher oder in der S-Bahn. Nachts nach dem Erwachen ausgeführt, fördern sie schnelleres Wiedereinschlafen und ruhigeres Weiterschlafen.

Info

Schlaf ist Balsam für unsere Haut, denn nachts zwischen 22 und 4 Uhr haben Hormone, die das Zellwachstum anregen, Hochkonjunktur. In dieser Zeit bilden sich Hautzellen achtmal schneller als am Tag!

Info

Im Schlaf baut sich Yin auf; das erklärt unter anderem die Wirkung des „Schönheitsschlafs".

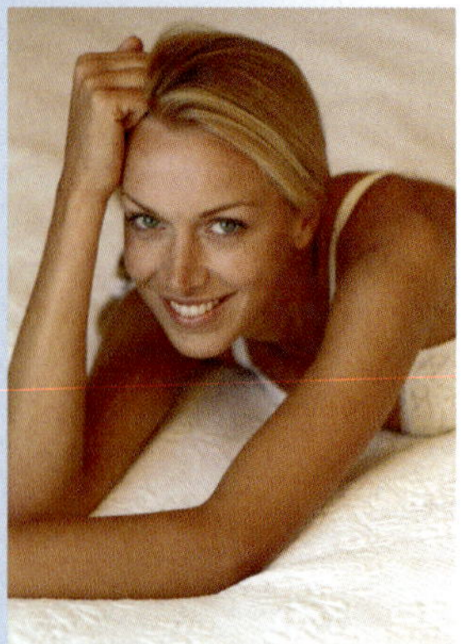

Wer nicht durchschlafen kann, muss auf diese Regeneration teilweise verzichten. Wenn Sie Probleme haben, nachts durchzuschlafen, helfen Ihnen die Schlaf fördernden Rezepte ab Seite 66.

Menschen, die zu Kälte neigen, müssen nachts ein- bis zweimal zum Wasserlassen aufstehen. Diese Schlafunterbrechung kann vermieden werden, wenn man tagsüber Erwärmendes isst, erwärmende Getränke zu sich nimmt und sich nachts eine kleine Decke auf den Bauch oder die Füße legt.

Zu viel Schlaf jedoch ist ebenfalls nicht gesund. Er macht einen dumpfen Geist und baut vermehrt Säfte auf, die über längere Zeit nicht bewegt werden. Dann fühlen wir uns nach dem Erwachen steif und ungelenkig und haben eventuell morgens sogar Rückenschmerzen, die sich jedoch durch Bewegung bald nach dem Aufstehen vermindern.

Tipps fürs Munterwerden am Morgen

Besonders zu empfehlen ist eine Morgengymnastik, zum Beispiel mit der Sieger- und der Schwingübung. Beide machen fröhlich und fördern auch die Beweglichkeit der Wirbelsäule:

- **Siegerübung:** Beide Arme nach vorne strecken und nach oben heben wie ein Sieger, dabei einatmen und auch die Mimik eines Siegers (Fröhlichkeit) nachahmen. Beim Absenken der Arme ausatmen. Fünf- bis zehnmal wiederholen.
- **Schwingübung:** Aufrecht hinstellen, die Füße hüftbreit auseinander. Die Hände in die Taille stützen. Das Becken langsam kreisen lassen, erst rechts herum, dann links herum. Die kreisende Bewegung geht von der Taille aus abwärts und erreicht auch die Fußsohlen, die sich jedoch nicht vom Platz bewegen. Der Kopf bewegt sich nicht und ist nach vorne gerichtet. Jeweils zweimal wiederholen.

Gutes von außen für Ihre Haut

Da Wirkstoffe äußerlich aufgetragener Cremes auch ins Körperinnere gelangen, sollten Sie für Ihre Haut keine Produkte verwenden, die auf Mineralölen basieren, sondern nur pflanzliche Produkte auf Olivenöl- oder Mandelölbasis.

Gesicht

Wirkungsvoll, kostengünstig und einfach in der Herstellung sind folgende Gesichtsmasken:

- **Für feinere Haut:** 1 EL Heilerde, vermischt mit 100 g geraspelter Gurke.
- **Zum Befeuchten der Haut:** 1 EL Heilerde und 2 EL Olivenöl vermischen und diese Ölpflegemaske für 10 Minuten auftragen; jeden 2. Tag angewendet ist das ein wunderbares Antifaltenmittel.
- **Bei großporiger Haut:** Ein Eiweiß auf die Gesichtshaut auftragen; wenn es angetrocknet ist, wieder abwaschen. Wenn Sie beim Waschen dreimal wöchentlich Wascherde oder Seesand-Mandelkleie verwenden, verfeinert sich die Hautstruktur ebenfalls.
- **Bei unreiner Haut:** Heilerde wirkt entzündungshemmend, denn sie saugt Giftstoffe, Bakterien, überschüssiges Fett sowie Talg auf, reinigt die Haut porentief und lindert Schmerzen und Juckreiz. 3 EL Heilerde mit Wasser zu einem cremigen Brei verrühren und auf die Haut auftragen, leicht antrocknen lassen und mit lauwarmem Wasser abspülen.

Um trockene Gesichtshaut zu befeuchten, können Sie Nachtkerzenöl oder Vitamin-E-Kapseln innerlich oder äußerlich anwenden. Zur äußerlichen Anwendung schneiden Sie einfach eine Kapsel auf und verteilen das Öl auf der Haut.

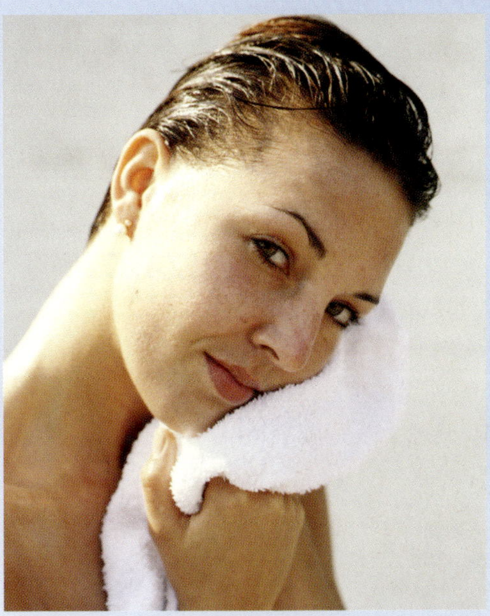

Sehr hilfreich bei trockener Haut und zur Faltenvorbeugung ist auch die Anwendung eines Gesichtssprays (Rosenwasserspray, Thermalwasserspray) – mehrmals täglich das Gesicht damit besprühen.

Körper

Für den Körper sind Jojoba- oder Mandelöl eine feine Sache. Nach dem Duschen geben Sie etwas davon auf einen leicht feuchten Waschlappen und reiben den ganzen Körper damit ab. Dies pflegt und nährt die Haut und bringt Schuppenbildung zum Verschwinden.

Hände

Cremen Sie die Hände mit einer Olivenölhandcreme ein, *bevor* Sie ins Putz- oder Spülwasser greifen! Die Haut weist dann das Wasser ab und quillt nicht auf.

Entspannung macht schön!

Entspannung wirkt sich auf den ganzen Körper aus, man erkennt sie jedoch vor allem im Gesicht. Entspannen Sie sich so oft wie möglich, denn das führt zu Schönheit und ist ein fantastisches Mittel gegen Falten.

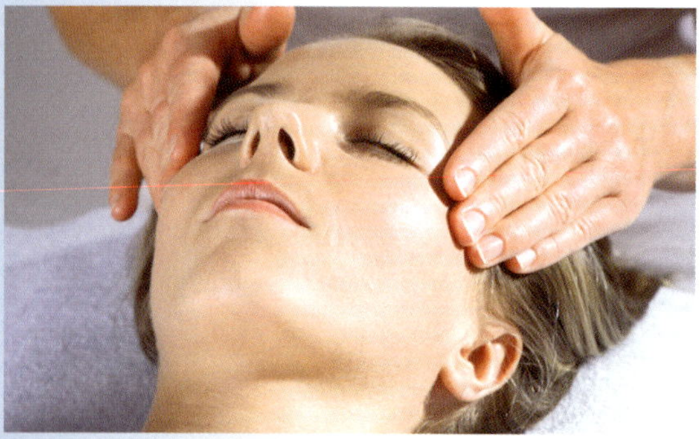

Gesichtsmassage

Eine Gesichtsmassage löst Anspannungen, wonach Ihre Schönheit erst richtig zur Geltung kommt. Eine wohltuende Gesichtsmassage bekommen Sie auch bei einer Kosmetikerin.

Tipp

Besonders entspannend für die Gesichtszüge und alle Körperorgane wirkt die Facial-Harmony-Massage.

Schnellübung für entspanntes Aussehen

Gerne verrate ich Ihnen eine Übung, die Ihnen schnell wieder zu entspannten Gesichtszügen, wachen Augen und lebhaftem Geist verhilft: Beide Handinnenflächen unterm Kinn anlegen und mit den Händen sanft an den Wangen aufwärts fahren bis in die Haare hinein, die dabei etwas hinter die Ohren geschoben werden; fünfmal pro Anwendung, drei- bis fünfmal täglich.

Handmassage

Wenn Sie die Gesichtsmassage nicht durchführen können, weil Sie zum Beispiel gerade in der Öffentlichkeit sind, können Sie sich auch mit einer Handmassage etwas Gutes tun: Streichen Sie fünfmal mit der rechten Hand langsam über die linke, von den Fingerspitzen bis zum Handgelenk hin; anschließend mit der linken Hand über die rechte.

Entspannungsübungen im Liegen

Die Chinesische Medizin sagt: Unsere Leber erholt sich nur im Liegen. Wenn sie sich regenerieren kann, kommt die Erholung danach dem ganzen Organ- und Körpersystem zugute. Nutzen Sie daher kurze Pausen für eine Entspannung im Liegen und lassen Sie dabei auch Ihren Geist zur Ruhe kommen.

Tipp

Die Übung zum Vertiefen der Atmung (Seite 25) eignet sich hervorragend als Entspannungsübung im Liegen.

Mit Angenehmem die Schönheit fördern

Sorgen und Ärger verspannen und verkrampfen unsere Muskeln, vor allem auch die in unserem Gesicht, was die Bildung von Falten sehr begünstigt. Deshalb: Tun Sie sich etwas Gutes! Fördern Sie Ihre Empfänglichkeit für Freude – auch das führt zu schönerem Aussehen.

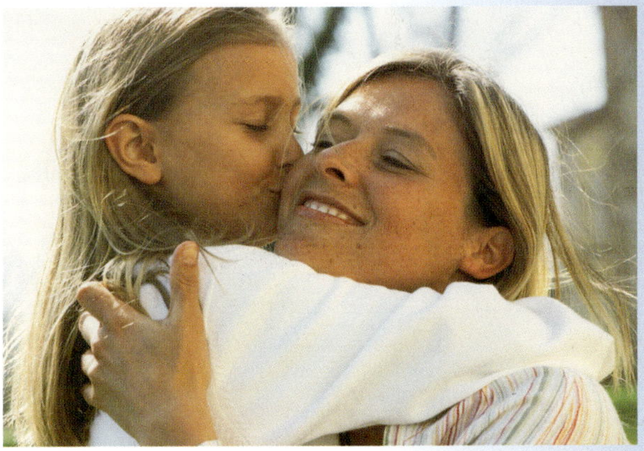

Suchen Sie sich Aktivitäten, die Ihnen Freude bereiten. Das kann bei jedem Menschen etwas anderes sein. Hier ein paar Vorschläge: Blumen züchten, Rad fahren, spazieren gehen, lesen, sich um andere Menschen kümmern, Freundschaften pflegen.

Bleiben Sie begeisterungsfähig für die kleinen Dinge des Lebens. Besonders dieser Punkt schützt uns davor, vorschnell alt zu werden, abzudanken und aufzugeben! Die Begeisterung bringt Schwung in unser Leben und hält uns jung und ideenreich.

Was Sie für Ihre Schönheit noch tun können

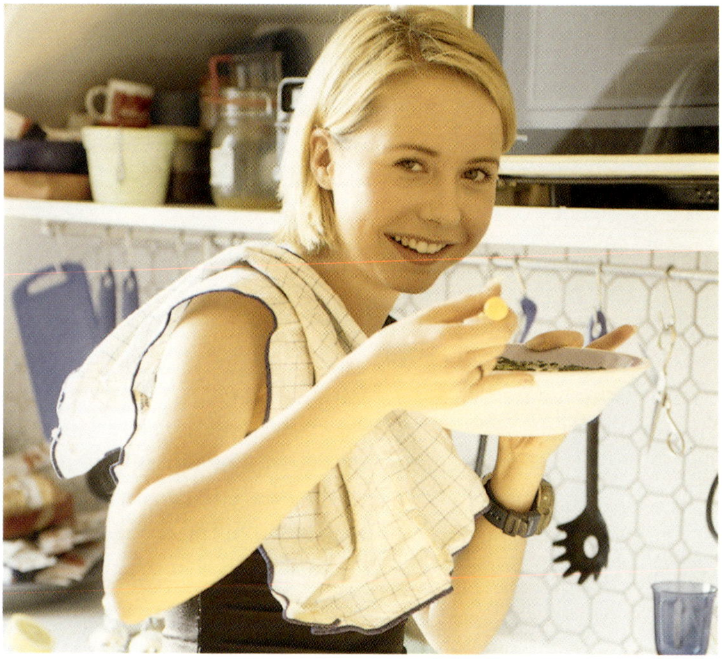

Tipp

Wählen Sie das Essen danach aus, was Sie stärken möchten. Am besten ist es, wenn Sie sich so ernähren, dass Ihr Yin und Yang täglich im Gleichgewicht ist.

Beraten Sie sich selbst

Ein großer Pluspunkt der 5-Elemente-Ernährungslehre ist, dass Sie sich selbst beraten und ein mögliches Ungleichgewicht ausgleichen können. Bevor Sie sich etwas Gutes tun, sollten Sie sich folgende Fragen beantworten:

- Habe ich genügend Körpersäfte? Oder ist meine Haut trocken und schuppig und neigt zu Faltenbildung? Dann fehlt es mir an Yin, das ich mit den Rezepten ab Seite 44 stärken kann.
- Leide ich an innerer Unruhe, bin oft ungeduldig und gereizt und ärgere mich häufig? Schlafe ich schlecht, habe häufig Hitze-

zustände und verspüre öfters ein Beben am ganzen Körper? Dann ist mein Yang erhöht und mir helfen vor allem die Rezepte ab Seite 44 sowie die ab Seite 66, die einen erholsamen Schlaf fördern.

- Friere ich häufig? Bin ich niedergeschlagen, ängstlich und antriebslos? Leide ich an Minderwertigkeitsgefühlen? Dann ist mein Yin und mein Yang erniedrigt und mir helfen Rezepte, die mich erwärmen und beides stärken (ab Seite 52).

Suchen Sie Ihren persönlichen Vermeidungspunkt !

Bei der Ernährung nach den 5 Elementen ist nicht nur wichtig, was Sie Gutes an Essen und Trinken zu sich nehmen, sondern genauso wichtig ist es für Sie, Schädliches zu vermeiden.

Ohne „Vermeide" kein Erfolg

- Für alle, die ihr Hautbild verbessern möchten, gilt: Vermeiden Sie weitgehend Speisen und Getränke, die herb und bitter schmecken. Diese enthalten immens viele Gerbstoffe, die zur Austrocknung unseres Bindegewebes beitragen.
- Ebenfalls austrocknend auf unsere Haut wirken Rauchen, Alkohol, Kakao, Bitterschokolade, scharfe pulverisierte Gewürze (sie machen oft rote Flecken auf der Haut) und herb-bittere Tees.
- Bei Hautunreinheiten sollten Sie nicht zu viel auf einmal essen. Meiden Sie scharf gewürzte Speisen und gehärtete Fette oder verzehren Sie höchstens kleine Portionen davon.
- Vermeiden Sie unbedingt *längere* Aufenthalte in praller Sonne, die zu Sonnenbrand führen. Dabei trocknet die Haut zu sehr aus und wirkt mit der Zeit wie gegerbt.

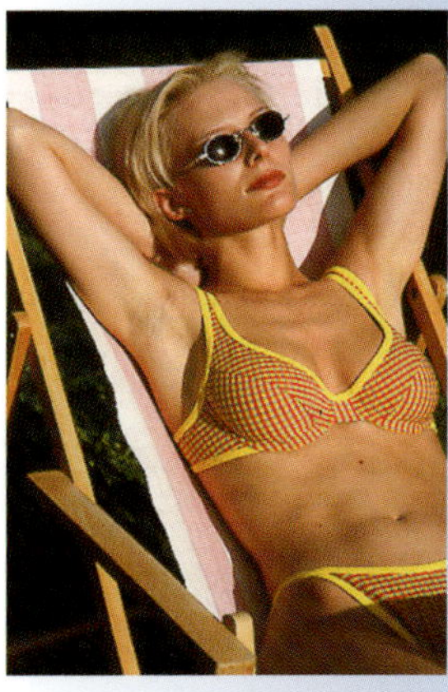

Tipp

Kurze Aufenthalte in der Sonne sind wichtig, denn sie fördern unser Wohlbefinden.

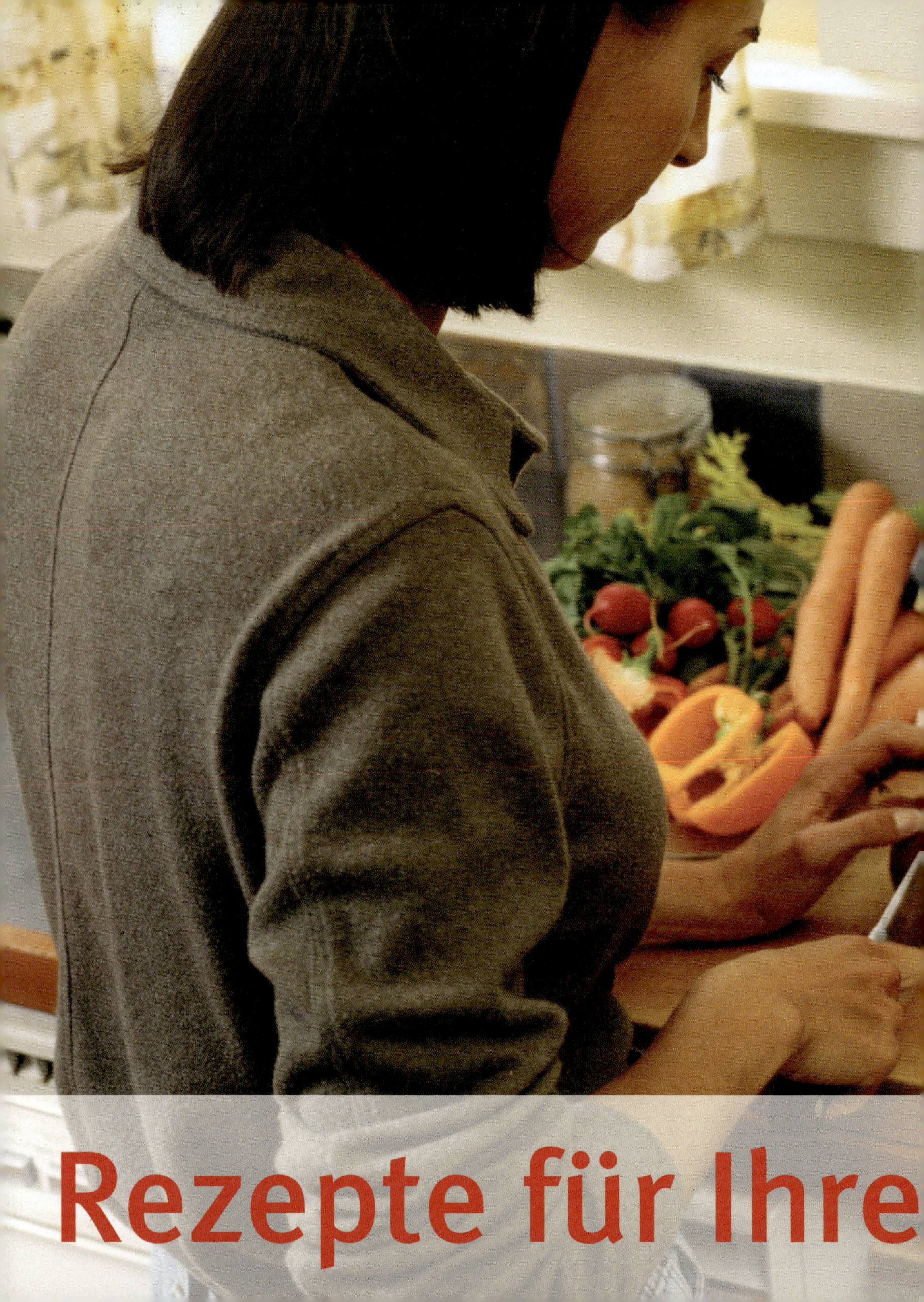

Rezepte für Ihre

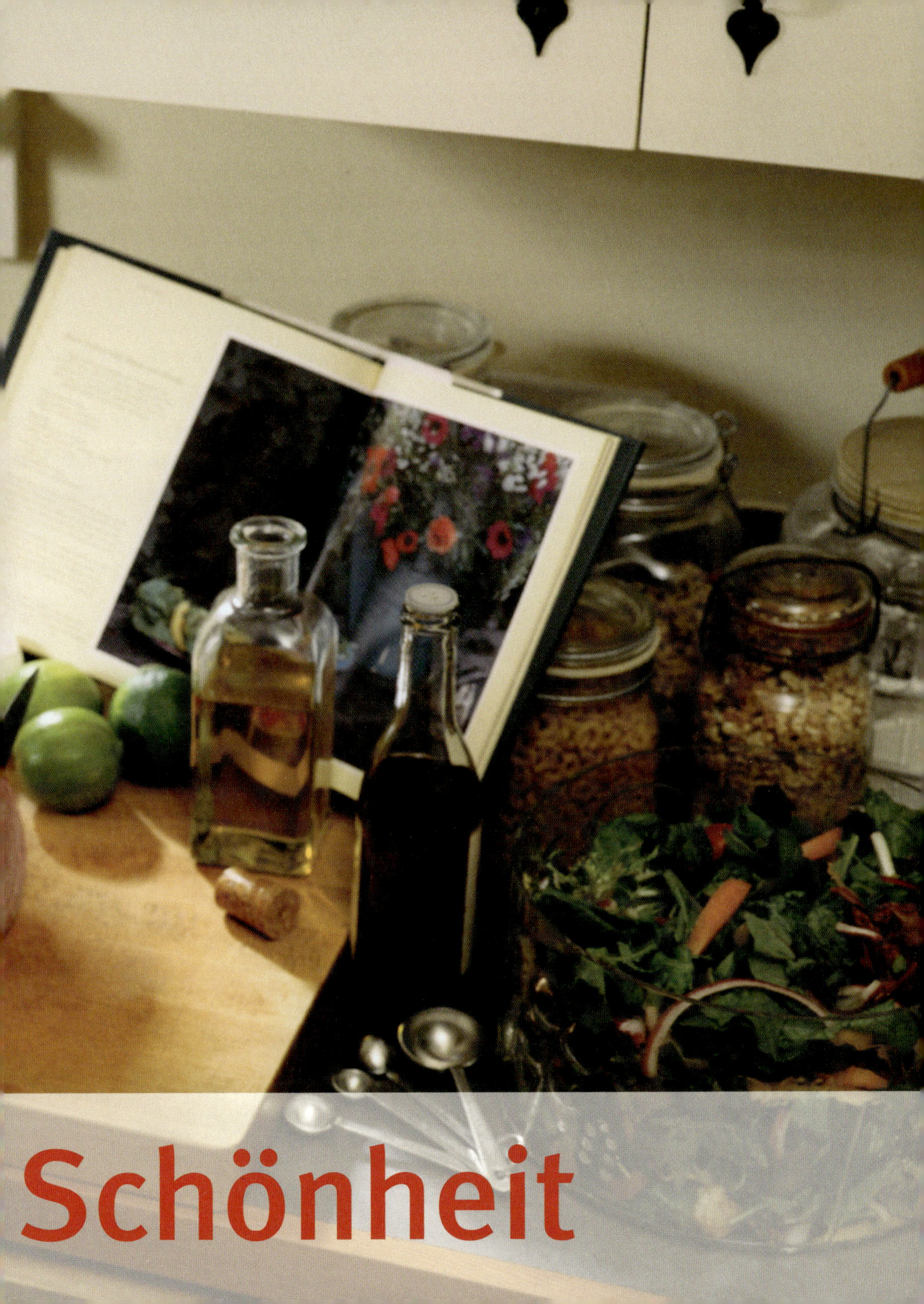

Schönheit

Wichtiges vorweg

Die nachfolgenden Rezepte habe ich unter dem Aspekt ausgewählt, dass Sie mit ihrer Hilfe Säfte und Energie aufbauen und damit Falten reduzieren und schön werden – und schmecken wird es Ihnen außerdem!

Info

Vegetarier sollten genügend Vollwertgetreide und Hülsenfrüchte zu sich nehmen, um ihr Yang zu stärken.

Die 5-Elemente-Ernährung ist keine vegetarische Ernährungsrichtung, vielmehr sieht sie Fleisch als Energie aufbauend an. Um das Yang zu stärken, ist es daher wichtig, Fleisch, Fisch, Vollwertgetreide oder Hülsenfrüchte in den Speiseplan einzubauen. In den nachfolgenden Rezepten können alle Gerichte jederzeit mit Fleisch, Fisch, Getreide oder Hülsenfrüchten kombiniert werden.

Alle verwendeten Lebensmittel und Zutaten erhalten Sie im Obst- und Gemüsegeschäft, im Reformhaus, Naturkostladen oder Kräuterversandhandel, manches auch in der Apotheke.

Die meisten Rezepte sind für eine Person erstellt. Die mit der Angabe „Familienrezept" versehenen reichen für drei bis vier Personen.

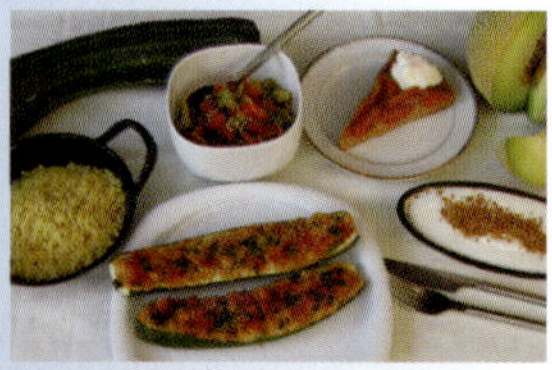

Die Zubereitungsart – wichtig für den Aufbau von Säften

Um die Säfte aufbauende Wirkung von Obst und Gemüse nutzen zu können, empfehlen sich die Zubereitungsarten Dünsten, in Wasser kochen oder Backen.

Tipp

Über die Zubereitungsart können Sie unterschiedliche Wirkungen erzielen.

Wird Gemüse in Wasser gekocht oder gedämpft, wirkt es eher abkühlend und ist zum Säfteaufbau und zur Yang-Reduzierung hervorragend geeignet. Bei dieser Zubereitungsart wandern die Nährstoffe zum Teil ins Wasser, daher sollten Sie das Kochwasser, wenn möglich, ebenfalls als Nahrung mit verwenden, wie beispielsweise bei der „süßen Gemüsebrühe" (Seite 78).

Wird Gemüse im Topf zunächst angebraten und dann mit heißem Wasser aufgegossen und mit Gewürzen und Kräutern serviert, hat es außer der Säfte aufbauenden auch eine erwärmende Wirkung. Bei dieser Zubereitungsart gehen weniger Nährstoffe verloren.

Wer viel Hitze in sich trägt, sollte das Gemüse zunächst dämpfen, dünsten oder backen, und dann daraus einen Gemüsesalat mit frischen grünen Kräutern zubereiten und diesen kalt verzehren. Wer häufig friert, kann ebenfalls Salate aus gegartem Gemüse verzehren, sollte sie jedoch warm zu sich nehmen.

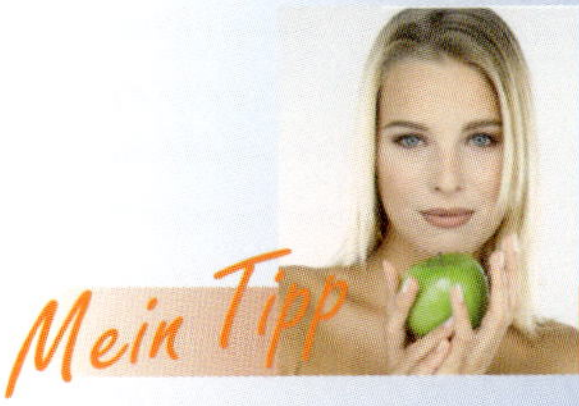

„Einige Suppen und Gemüse lassen sich auch auf Vorrat kochen und in einem Glas mit Twist-off-Deckel aufbewahren: Die heiße Speise in das Glas füllen, den Deckel zudrehen und das Glas für 5 Minuten auf den Kopf stellen, damit ein Vakuum entsteht. Die Speise ist nun mindestens 14 Tage im Kühlschrank haltbar."

Jahreszeitlich unterschiedlich essen

Großen Wert legt die Ernährung nach den 5 Elementen wegen der thermischen Wirkung auf jahreszeitlich unterschiedliches Essen: im Sommer kühlender, im Winter wärmender (siehe auch Lebenmittel- und Getränkeliste auf Seite 92).

Lebensmittel wirken auf uns besonders stärkend, wenn sie aus der Region kommen, in der wir leben. Die Natur hat es so sinnvoll eingerichtet, dass in jedem Gebiet das wächst, was die Menschen dort brauchen. Daher lohnt es sich, das saisonale Angebot zu nützen und die Lebensmittel zu verwenden, die gerade geerntet werden. Im Winter kann man auf die lagerfähigen Gemüse wie Kohl, Rote Beete, Karotten und auch Äpfel und Birnen zurückgreifen.

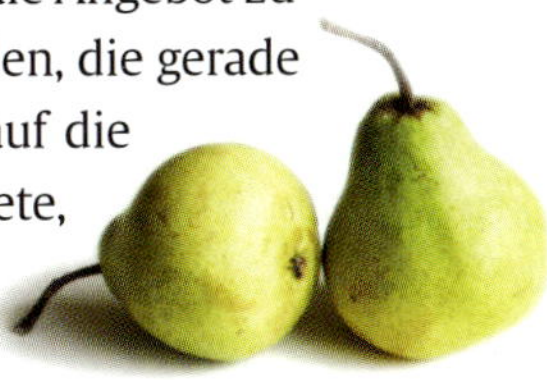

Was kann passieren, wenn wir uns zu befeuchtend ernähren?

Der Körper kann unter Umständen zunächst die viele Feuchtigkeit, die über Säfte aufbauende Nahrung zugeführt wird, nicht schnell genug in die Zellen einschleusen. Dann müssen wir vermehrt Was-

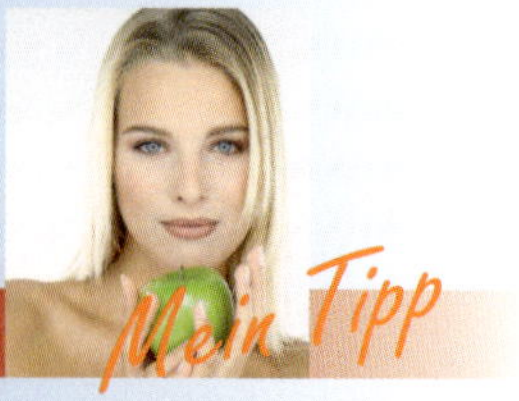

„Verzehren Sie zu Beginn nur so viel befeuchtende Gerichte, dass alle aufgenommene Feuchtigkeit ins Bindegewebe der Haut gelangt, sonst kommt es zu einer Überfeuchtung des Körpers und damit zu Übergewicht.“

ser lassen oder die Nase läuft – beides verschwindet jedoch wieder, wenn das Essen verdaut ist.

Nicht alle Flüssigkeit, die Sie im Laufe der Jahre verloren haben, kann in kurzer Zeit ersetzt werden. Lassen Sie dem Körper Zeit, sich an die zugeführten Säfte zu gewöhnen. In besonders schweren Fällen einer Yin-Austrocknung wirkt die Haut wie gegerbt. Dann wird es länger dauern, bis Flüssigkeit vom Hautbindegewebe aufgenommen wird.

Wenn wir ständig zu viel Feuchtigkeit zuführen, die nicht aufgenommen wird, entsteht daraus zäher Schleim, der Blockaden im energetischen Leitbahnsystem hervorruft und zu Übergewicht führt!

Unsere Ausscheidungen zeigen, welche Nahrung für uns richtig ist

Täglicher Stuhlgang sollte die Norm sein. Verstopfung beruht auf Austrocknung oder Energielosigkeit. Falls bei Ihnen Verstopfung besteht, können Sie diese mit einem höheren Säfte- und Ballaststoffanteil in der Ernährung beheben.

Das Gegenteil – Durchfall – bedeutet zu viel Feuchtigkeit. Bei häufigem Durchfall verlässt der Speisebrei zu schnell den Körper, wobei nicht alle Vitamine, Mineral- und Nährstoffe aus dem verzehrten Essen aufgenommen werden können. Reduzieren Sie in diesem Fall die befeuchtende Nahrung.

Auch unser Urin ist aussagekräftig: hellgelb sollte er sein. Heller, glasklarer Urin deutet auf Kälte im Körper hin oder zu viel Trinken. Dunkelgelber Urin zeigt Hitze oder auch einen Flüssigkeitsmangel im Körper an.

Kräuter und Gewürze erwärmen

Für die Umwandlung der durch die Speisen zugeführten Flüssigkeit ist es wichtig, zu würzen: Die meisten Kräuter und Gewürze wirken sehr erwärmend und helfen bei der Umwandlung und dem Abtransport von zu viel Flüssigkeit. Portraits wichtiger Kräuter und ihrer Wirkungen finden Sie ab Seite 73.

Bei den Rezepten gebe ich jedoch keine Mengen an und lege die Dosierung in Ihre Hände. Überprüfen Sie selbst, wie viel Wärme Sie und Ihre Familie benötigen.

Tipp

Beim Würzen nicht zu viel Hitze in sich erzeugen! Scharfe pulverisierte Gewürze erwärmen uns sehr. Manchmal treten durch die erhitzende Wirkung sogar rote Flecken auf der Haut auf. Bitte so dosieren, dass es zu Ihrem Typ passt!

Elementzuordnung auf einen Blick

Bei jedem Rezept ist die Elementezugehörigkeit der Lebensmittel angegeben:

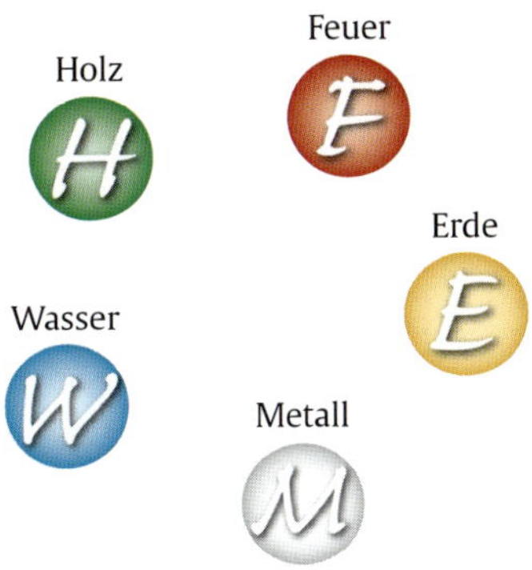

Ebenso ist die Wirkungsweise des gesamten Gerichts verzeichnet – Energie aufbauend, Säfte aufbauend, erwärmend, abkühlend oder neutral:

- **Yin-Lebensmittel** enthalten viel Flüssigkeit, deshalb wirken sie abkühlend und erfrischend.
- **Yang-Lebensmittel** enthalten weniger Flüssigkeit, sie erwärmen uns.
- **Neutrale Lebensmittel** können immer verzehrt werden. Sie wirken ausgleichend und ergänzend auf Yin *und* Yang.

Tipp

Nutzen Sie auch die besondere Wirkung des „Kochens im Kreis“, also das Zufügen der Zutaten in der Reihenfolge der Elemente (siehe auch Seite 21). Die Zutat, die Sie als erstes in das Kochgeschirr geben, bestimmt den Anfang des Kreislaufs. Die energetische Wirkung erhöht sich, wenn Sie den Kreislauf mehrmals durchlaufen.

Rezepte zum Yin-Aufbau

Tipp

Gehen Sie beim Yin-Aufbau Schritt für Schritt vor. Wenn Sie viele befeuchtende Gerichte verzehren, können Sie als Ausgleich zur Mahlzeit ein austrocknendes Getränk dazutrinken.

Die Gerichte aus nachfolgendem Rezeptteil sind in erster Linie dazu gedacht, Blut und Yin aufzubauen, das Hautbindegewebe zu befeuchten und damit Falten zu reduzieren. Gegartes Gemüse erfüllt die wichtige Aufgabe, für den Körper Säfte zu liefern, die er gut verarbeiten kann.

Es ist allerdings nicht erstrebenswert, zu viel Feuchtigkeit in den Körper zu bringen, weil sich sonst Probleme mit übermäßigem Yin einstellen. Übergewicht, Wasseransammlungen, Ödeme, Durchfall, Schnupfen, schleimiger Husten und Kälte wären die Folge. Auch Unteraktivität kann auftreten, da es Mühe macht, ein Übermaß an Säften zu bewegen. Bitte verwenden Sie daher zu Ihren Speisen Kräuter (siehe auch Seite 73) und in Maßen Gewürze. Diese helfen bei der Umwandlung der Speisen und der Ausscheidung von zu viel Flüssigkeit.

Suppen und Soßen

Apfel-Zwiebel-Chutney (Familienrezept)

Zutaten

- 2 EL Zucker (E)
- 700 g Äpfel
- 500 g Zwiebeln (M)
- 1 TL Senf
- Salz (W)
- 150 ml Wasser
- 150 ml Apfelessig (H)

Erfrischend und Säfte aufbauend

Diese leckere Soße passt hervorragend zu Bratlingen oder Fleischgerichten. Das Chutney können Sie auch in größeren Mengen herstellen und portionsweise in Schraubgläsern aufbewahren (siehe Seite 41).

- Topf erhitzen und Zucker unter Rühren karamellisieren lassen.
- Die klein geschnittenen Äpfel und Zwiebelwürfel zugeben und mit Senf und Salz würzen.
- Mit Wasser ablöschen, Apfelessig zugeben und ca. 15 Minuten kochen lassen.

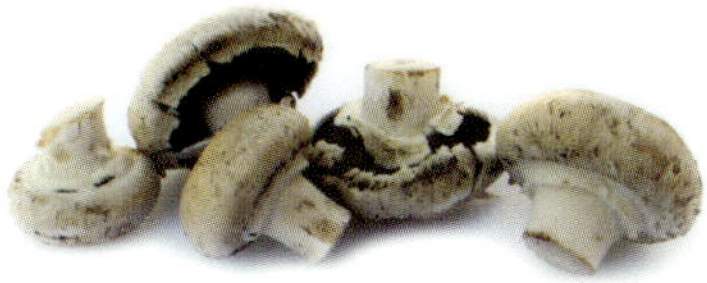

Champignonsuppe

Erfrischend, Säfte aufbauend und Yin stärkend

- Die Butter im Topf schmelzen lassen, die geputzten, blättrig geschnittenen Champignons zugeben und mit Pfeffer, Salz, Zitronensaft und Bockshornkleesamenpulver würzen.
- Mit dem heißen Wasser aufgießen, 10 Minuten kochen lassen und mit der gehackten Petersilie bestreuen.

Zutaten

- E: 1 EL Butter, 200 g Champignons
- M: Pfeffer
- W: Salz
- H: 1 EL Zitronensaft, 1 EL Petersilie
- F: Bockshornkleesamenpulver, 200 ml heißes Wasser

Paprikasoße (Familienrezept)

Neutral, Yin aufbauend

Die Paprikasoße passt gut zu Getreidebratlingen, Kichererbsen oder gedünstetem Hähnchenfleisch. Wenn Sie zu dieser Paprikasoße Fleisch, Reis oder Kichererbsen servieren, bauen Sie gleichzeitig auch Ihr Yang auf.

- Das Sesamöl in der Pfanne erhitzen, die gehackte Zwiebel und den fein geschnittenen Schinkenspeck leicht bräunen. Das Dinkelmehl darüber stäuben, mit Rotwein und Wasser ablöschen und Bockshornkleesamenpulver zugeben.
- Die klein gewürfelten Paprika im Topf mitkochen, mit Pfeffer und Salz würzen und die gehackten Tomaten unterrühren.
- Das Ganze 10 Minuten kochen lassen.

Zutaten

- E: 1 EL Sesamöl, 1 grüne und 1 rote Paprika
- M: 1 Zwiebel, Pfeffer
- W: 100 g Schinkenspeckscheibe, Salz
- H: 2 Tomaten, 1 EL Dinkelmehl
- F: 125 ml Rotwein, 1 TL Bockshornkleesamenpulver, 125 ml heißes Wasser

Petersiliensuppe

Erfrischend, Blut und Säfte aufbauend, befeuchtet besonders Haut und Dickdarm

- Butter im Topf schmelzen, die feingeschnittenen Champignons darin andünsten. Mit Pfeffer, Muskat, Salz und Zitronensaft würzen.
- Dinkelmehl darüber stäuben und langsam heiße Gemüsebrühe unterrühren. Dann 5 Minuten kochen lassen und anschließend den Topf vom Herd nehmen.
- Fein geschnittene Petersilie und Paprikapulver zugeben, ebenso die Sahne und das Eigelb unterrühren und gleich servieren.

Zutaten

- E: 20 g Butter, 100 g Champignons, 80 ml Sahne, 1 Eigelb
- M: Pfeffer, Muskat
- W: Salz
- H: 1 EL Zitronensaft, 2 EL Dinkelmehl (40 g), 40 g frische Petersilie
- F: $^1/_2$ Liter heiße Gemüsebrühe, Paprikapulver

Sesamsoße – passend zum „Spargel-Karotten-Gemüse“

Zutaten

- 150 ml heißes Gemüsewasser vom „Spargel-Karotten-Gemüse“ (E)
- 2 EL Sesampaste (E)
- Galgant oder Pfeffer (M)
- Salz (W)
- 2 EL Zitronensaft (H)
- etwas geriebene Zitronenschale
- 2 EL Crème fraîche
- 1 EL Dinkelmehl (20 g)

Erfrischend, Säfte aufbauend

- Das Gemüsewasser zum Kochen bringen, Dinkelmehl mit dem Schneebesen einrühren und so lange kochen, bis die Soße sämig wird.
- Den Topf vom Herd nehmen, Sesampaste, Gewürze und Crème fraîche unterrühren.
- Wenn Sie statt Sesampaste Ernussbutter oder Erdnusscreme verwenden, haben Sie eine andere Geschmacksvariante.

Tomatensuppe

Zutaten

- 20 g Butter (E)
- Pfeffer (M)
- 1 kleine Zwiebel
- 5 frische Pfefferminzblättchen
- $1/2$ TL Salz (W)
- 300 g Tomaten (H)
- 1 EL Dinkelvollkornmehl (20 g)
- 300 ml heißes Wasser (F)

Erfrischend, Säfte aufbauend

- Die Butter im Topf schmelzen und die klein geschnittene Zwiebel darin andünsten. Mit Pfeffer und Salz würzen und mit Dinkelmehl bestäuben.
- Die gewürfelten Tomaten darüber geben und unter ständigem Rühren langsam das heiße Wasser zugießen.
- Das Ganze 10 Minuten kochen und pürieren. Auf Suppenteller verteilen und die gehackte Pfefferminze darüber streuen.

Wer noch mehr befeuchten möchte, kann auf die Suppe noch ein Sahnehäubchen geben.

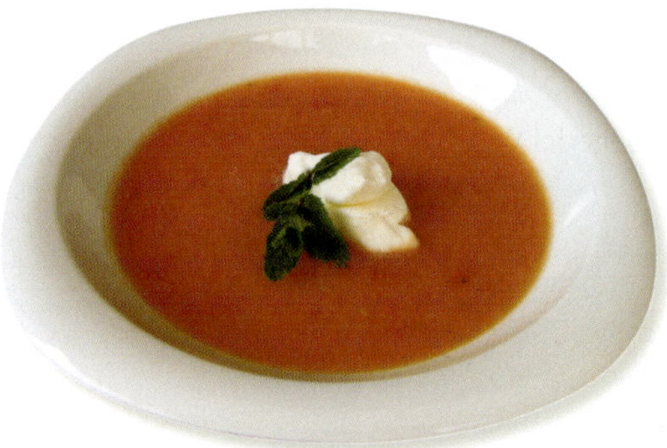

Gemüsegerichte und -salate

Blaukraut, gebacken (Familienrezept)

Erwärmend, Energie und Blut aufbauend

Blaukraut lässt sich prima in größeren Mengen auf Vorrat zubereiten und in Schraubdeckelgläsern aufbewahren (siehe Seite 41).

- Vom Blaukraut die äußeren, unschönen Blätter und den Strunk entfernen. Blaukraut in feine Streifen schneiden und in eine Schüssel geben.
- Der Reihenfolge nach die Gewürze und weitere Zutaten zugeben (Apfel zuvor klein schneiden) und alles gut vermengen.
- Das Öl in eine Jenaer Glasform geben, die Blaukrautmischung einfüllen, den Deckel auflegen und im vorgeheizten Backofen bei 190 °C eine gute Stunde backen.

Zutaten

- E: 1 kleiner Kopf Blaukraut (ca. 700 g)
- M: Nelken, Pfeffer, 1 Lorbeerblatt, 1 Zwiebel
- W: Salz
- H: 2 EL Essig, 2 EL Preiselbeeren
- F: Bockshornkleesamenpulver, 150 ml heiße Gemüsebrühe
- E: 1 Apfel, 2 EL Öl

Blumenkohlsalat (Familienrezept)

Erfrischend und Säfte aufbauend

- Den Blumenkohl in Stückchen teilen, waschen und in Salzwasser kochen.
- Anschließend mit 250 ml Gemüsewasser in eine Schüssel geben.
- Olivenöl, die klein geschnittene Paprika, Pfeffer und die gewürfelte Zwiebel zugeben.
- Die geschnittenen Kräuter, Salz und Essig zugeben und alles gut vermengen.

Zutaten

- E: 1 Blumenkohl, 1 EL Olivenöl, 1 rote Paprika
- M: Pfeffer, 1 Zwiebel, Estragon, Majoran
- W: Salz, Wasser zum Kochen
- H: 3 EL Essig

Chinakohl, gedünstet

Erfrischend, Yin aufbauend

Dieses Gemüsegericht passt besonders gut zu Curryreis oder Tofuwurst.

- Von den Chinakohlblättern nur das innere Drittel, also die Rippen verwenden. (Die äußeren feinen Blätter können Sie für einen Salat aufbewahren.)

Zutaten

- E: 500 g Chinakohl, 1 große rote Paprika, 2 EL Sesamöl
- M: Pfeffer
- W: 2 EL Sojasoße (Tamari)
- H: 2 EL Petersilie, 1 TL Essig
- F: $1/4$ Liter heißes Wasser, Bockshornkleesamenpulver

- Die Kohlrippen und die Paprika in Streifen schneiden und im heißen Öl anbraten. Mit Pfeffer und Sojasoße würzen.
- Den Essig und das heiße Wasser zugießen, mit Bockshornkleesamenpulver abschmecken, die gehackte Petersilie unterrühren und 5 Minuten dünsten.

Zutaten

3 EL Olivenöl (E)
150 g Zucchini
100 g Champignons
1 große Zwiebel (M)
Pfeffer
Salz (W)
2 EL Zitrone (H)
200 g Cocktailtomaten
Oregano (F)
50 g Schafskäse

Gemüse, gebacken

Leicht erwärmend, Säfte aufbauend und stärkend

- Das Olivenöl und die in Ringe geschnittene Zwiebel in eine Jenaer Glasform geben.
- Die Zucchini in Scheiben schneiden und mit den gewaschenen Cocktailtomaten, den geputzten Champignons und dem Oregano mischen und auf die Zwiebelringe geben.
- Zugedeckt im vorgeheizten Backofen bei 200 °C ca. 40 Minuten backen.
- Das fertig gebackene Gemüse mit Pfeffer, Salz und Zitrone würzen. Den gewürfelten Schafskäse darüber streuen und vor dem Servieren alles gut vermischen.

Zutaten

400 g Zucchini (E)
4 EL Olivenöl
4 EL Öl zum Braten
1 TL Honig
Pfeffer (M)
1 große Zwiebel
Salz (W)
150 ml Gemüsebrühe
3 EL Essig (H)
2 große Fleischtomaten
Paprikapulver (F)

Gemüsesalat

Erfrischend, Säfte aufbauend; kalt verzehrt wirkt er abführend bei Verdauungsschwäche

Für einen Gemüsesalat eignen sich auch Blumenkohl, Karotten oder Bohnen, die im Ganzen im Backofen gebacken wurden. Danach das Gemüse in dünne Scheiben schneiden, mit der beschriebenen Soße übergießen und mindestens eine halbe Stunde ziehen lassen.

- Zucchini in dünne Scheiben schneiden. In der Pfanne in Öl beidseitig kurz braten. Auf einen Teller legen und erkalten lassen.
- Die Tomaten in dünne Scheiben schneiden und die Zwiebel in Ringe. Abwechselnd das Gemüse in eine Schüssel schichten.
- Aus Olivenöl, Pfeffer, Salz, Gemüsebrühe, Essig und Paprikapulver eine Soße mischen, über jede Gemüseschicht verteilen und mehrere Stunden ziehen lassen.

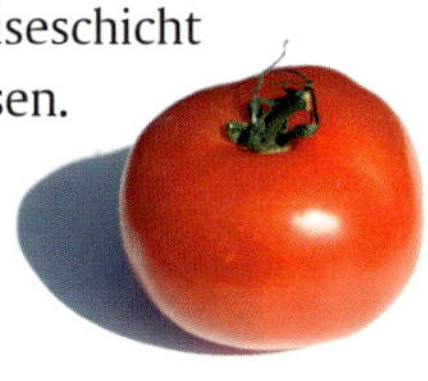

Gurkensalat

Erfrischend, wirkt besonders befeuchtend auf alle Schleimhäute und den Dickdarm

- Die Gurke schälen und fein hobeln. Öl, Chiliflocken, Pfeffer, Dill, Salz und Wasser unterrühren.
- Mit dem Essig und dem Oregano abschmecken.

Zutaten

- E: 1 Gurke, 1 EL Sonnenblumenöl
- M: Chiliflocken, Pfeffer, Dill
- W: 2 EL Wasser, Salz
- H: 1 EL Weinessig
- F: Oregano

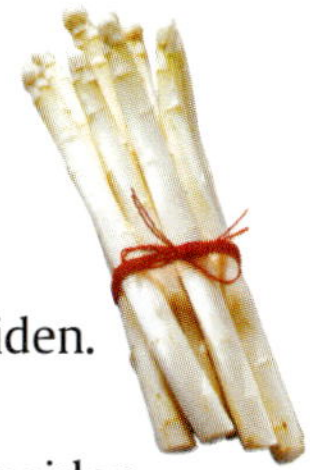

Spargel-Karotten-Gemüse

Erfrischend, Säfte aufbauend

- Spargel putzen und in 3 cm lange Stücke schneiden. Diese in heißes Wasser legen und gar kochen.
- Die Karotten putzen, in 3 cm lange Stücke schneiden und ebenfalls gar kochen. Damit sie schneller gar werden, eventuell der Länge nach halbieren oder vierteln.
- Das Gemüsewasser auffangen (für die „Sesamsoße" – siehe Seite 46 – oder als Getränk verwenden), beide Gemüse in einen Topf geben und mit den frisch gehackten Kräutern bestreuen und warm servieren.

Zutaten

- E: 200 g Spargel, 200 g Karotten, Estragon oder
- M: Liebstöckelblätter

Tipp

Spargel können Sie auch aus dem Glas verwenden.

Tofu-Gemüse-Pfanne

Erfrischend, Yin aufbauend

- Den Tofu in 1 cm dicke Scheiben schneiden und in der Sojasoße 30 Minuten marinieren.
- In der Zwischenzeit das Gemüse waschen, putzen und klein schneiden.
- 1 EL Butterschmalz in einem Topf schmelzen lassen, die Zwiebel darin andünsten, die geschnittenen Paprika und Zucchini zugeben, mit Pfeffer würzen. Die gehackten Oliven und Tomaten unterrühren und mit Paprikapulver abschmecken.
- Das Ganze 10 Minuten dünsten lassen.
- In dieser Zeit die Tofuscheiben in einer separaten Pfanne in 1 EL Butterschmalz beidseitig braten und zusammen mit dem Gemüse servieren.

Zutaten

- E: 2 EL Butterschmalz, 1 grüne Paprika, 150 g Zucchini, 150 g Tofu
- M: 1 Zwiebel, Pfeffer
- W: 30 g Oliven, 2 EL Sojasoße (Tamari)
- H: 150 g Tomaten
- F: Paprikapulver

Zutaten
- 2 Fleischtomaten (H)
- Bockshornkleesamenpulver (F)
- 2 EL Sesamöl (E)
- 1 EL Sesamsamen
- 1 kleine Zwiebel (M)
- Pfeffer
- Basilikum
- Salz (W)

Tomaten, gedünstet

Erfrischend, Yin aufbauend

- Das Öl in der Pfanne erhitzen und darin die in Ringe geschnittene Zwiebel kurz dämpfen. Mit Pfeffer und Salz würzen.
- Die Fleischtomaten in dicke Scheiben schneiden, auf die Zwiebel legen und 10 Minuten dünsten.
- Mit Bockshornkleesamenpulver abschmecken, mit Sesamsamen bestreuen und das gehackte Basilikum darüber streuen.

Zutaten
- 300 g Zucchini (E)
- 30 g Butter
- 40 g Semmelbrösel
- 50 g Emmentaler
- 1 EL Basilikum (M)
- 1 rote Chili
- Salz (W)
- 1 EL Petersilie (H)
- Paprikapulver (F)

Zucchini, gebacken

Erfrischend, leicht befeuchtend und Yin aufbauend

- Die Zucchini waschen, der Länge nach halbieren, aus der Mitte etwas Fruchtfleisch aushöhlen und dieses klein geschnitten in eine Schüssel geben.
- Die Butter im Topf schmelzen, Semmelbrösel dazu geben und unter Rühren bräunen. Nach dem Abkühlen zu dem Fruchtfleisch in die Schüssel geben.
- Den Emmentaler reiben und zugeben.
- Das Basilikum und die Chili klein schneiden und unterrühren.
- Die Mischung salzen und auf den Zucchinihälften verteilen.
- Mit klein gehackter Petersilie und Paprikapulver bestreuen.
- Die Zucchinihälften auf ein gefettetes Backblech setzen und im vorgeheizten Backofen bei 200 °C ca. 20 Minuten kross backen.

Tipp

Gemüse immer erst am Ende der Garzeit salzen.

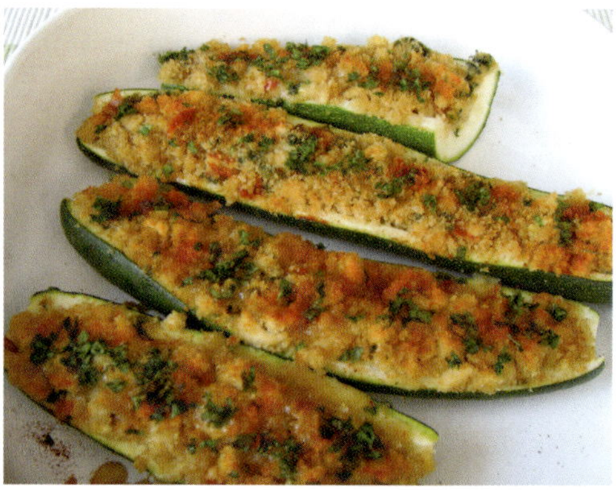

Zucchini-Gemüse, pikant

Neutral, Säfte aufbauend

- Das Öl im Topf erwärmen, die in Ringe geschnittene Zwiebel zugeben und mit dem fein geschnittenen Bauchspeck leicht bräunen.
- Die Tomaten würfeln, in den Topf geben und mit Paprikapulver würzen.
- Die Zucchini in mundgerechte Stücke schneiden, ebenfalls zugeben, mit Pfeffer würzen und 12–20 Minuten braten.
- Wenn Reis dazu verzehrt wird, kann noch mit Wasser aufgegossen werden, um etwas Soße zu erhalten.

Zutaten

- E: 2 EL Sesamöl, 250 g Zucchini
- M: 1 kleine Zwiebel, Pfeffer
- W: Salz, 100 g geräucherter Bauchspeck oder Räuchertofu
- H: 1 Tomate
- F: Paprikapulver

Süßes für das Yin

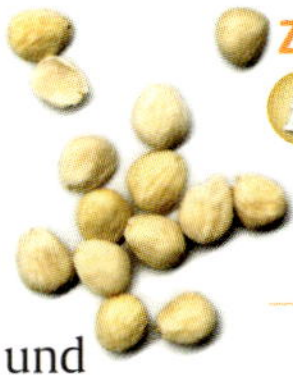

Honigmarzipan

Neutral, befeuchtend, stärkt die Nerven

Diese kleine Süßigkeit hilft wunderbar gegen Nervosität und Verspannungen.

- Mandeln fein mahlen und den Blütenhonig unterrühren.
- Aus dieser Masse Kugeln formen und in Kokosflocken wälzen.

Zutaten

- E: 200 g geschälte Mandeln, 100 g Blütenhonig, 50 g Kokosflocken

Naturjogurt, Yin stärkend

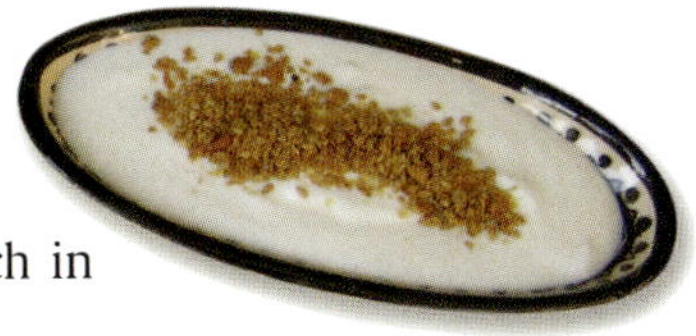

Erfrischend, befeuchtend

Alle Zutaten der Reihenfolge nach in einer Schale verrühren.

Diese Süßspeise, gegen 16 Uhr gegessen, verhilft zu ruhigem und ungestörten Schlaf. Statt Linomel können auch Weizenkeime, Erdmandelflocken oder Honig-Knuspermüsli eingerührt werden.

Zutaten

- H: 150 g Naturjogurt
- F: 1 TL Leinöl
- E: 1 TL Honig, 1 EL Linomel
- M: Pfeffer
- W: Salz

Rezepte zur Stärkung von Yin und Yang

Die nachfolgenden Gerichte stärken Yin *und* Yang und bauen Säfte und Energie auf.

Suppen und Soßen

Zutaten

- 1 Glas mit Karotten-Erbsen-Gemüse (350 g) (E)
- 1 EL Olivenöl
- Pfeffer (M)
- Salz (W)
- 1 TL Gemüsehefebrühe
- 1 EL Petersilie (H)
- $^3/_4$ Liter heißes Wasser (F)

Erbsen-Karotten-Suppe

Neutral, baut Energie auf

- Das Olivenöl im Topf erhitzen, das Karotten-Erbsen-Gemisch zugeben und mit Pfeffer, Salz und Gemüsehefebrühe würzen.
- Die Petersilie hacken, zugeben und mit dem heißen Wasser aufgießen.
- Das Ganze 5 Minuten kochen und pürieren.

Zutaten

- 300 ml heißes Gemüsewasser vom „Sommergemüse" (F)
- Paprikapulver
- 2 EL Erdnusscreme (E)
- Pfeffer (M)
- Salz (W)
- Crème fraîche (H)
- 1 EL Dinkelmehl
- 1 EL Petersilie

Erdnusssoße – passend zum „Sommergemüse" von Seite 55

Erfrischend, stärkt die Mitte

- Gemüsewasser zum Kochen bringen. Dinkelmehl mit dem Schneebesen einrühren und kochen, bis die Soße sämig wird.
- Topf vom Herd nehmen, Paprikapulver, Erdnusscreme, Pfeffer, Salz und Crème fraîche unterrühren.
- Mit Petersilie bestreut zum Sommergemüse servieren.

Gemüsesoße (Familienrezept)

Erwärmend, Yin und Yang stärkend

Diese Gemüsesoße schmeckt besonders gut zu Fleisch, Gemüse und Bratlingen.

- Alles klein schneiden und der Reihenfolge nach in eine Jenaer Glasform legen. Bei geschlossenem Deckel zu einer dicklichen Soße einkochen.
- Im Backofen bei 200 °C ca. 60 Minuten backen.
- Die Soße anschließend mit dem Mixstab pürieren.

Zutaten

E
- 2 EL Olivenöl
- 1 TL Honig
- je 1 rote und grüne Paprika

M
- 2 mittelgroße Zwiebeln
- 1 TL eingelegte Pfefferkörner

W
- Salz

H
- 50 g Oliven ohne Stein
- 1 EL Essig
- 4 Tomaten

F
- Paprikapulver

Gerstenminestrone (Familienrezept)

Erfrischend und Säfte aufbauend

- Das Wasser zum Kochen bringen und das Gemüse klein schneiden.
- Die Gerstengraupen einstreuen, das Gemüse zugeben und 15 Minuten kochen.
- Mit den Gewürzen abschmecken und servieren.

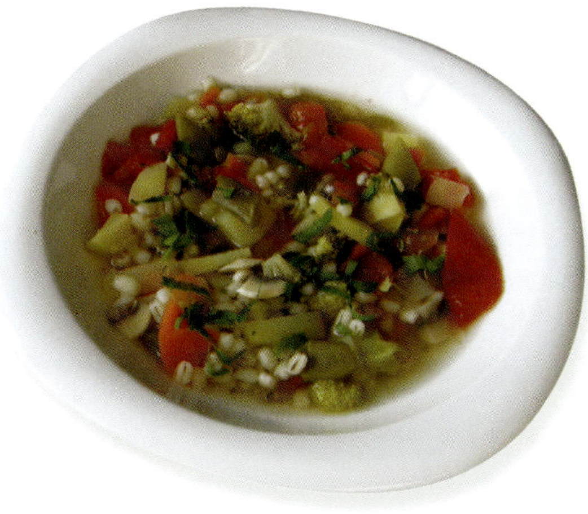

Zutaten

F
- 1 Liter heißes Wasser
- Bockshornkleesamenpulver

E
- 80 g Gerstengraupen
- 200 g grüne Bohnen
- 2 Karotten
- 2 Kartoffeln
- 1 Stück Broccoli
- 150 g Champignons

M
- Pfeffer
- 2 Frühlingszwiebeln

W
- Salz

H
- 1 Fleischtomate
- 2 Stängel Petersilie

Gemüsegerichte und -salate

Zutaten
2 EL Olivenöl (E)
1 TL Honig
1 Zwiebel (M)
Pfeffer
1 Glas weiße, gekochte Bohnen (350 g) (W)
Salz
300 g Tomaten (H)
1 EL Petersilie
Thymian (F)
1 EL Kapern

Bohnen und Tomaten

Neutral, Säfte und Energie aufbauend

- Das Olivenöl im Topf erhitzen und die gehackte Zwiebel darin leicht bräunen.
- Die Bohnen und die grob gewürfelten Tomaten zugeben.
- Das Ganze 10 Minuten kochen lassen und mit Thymian, Honig, Pfeffer, Salz, der geschnittenen Petersilie und Kapern abschmecken.

Zutaten
150 g Bulgur (H)
1 Zitrone
20 g Petersilie
Paprikapulver (F)
1 kleiner Kopf Eisbergsalat (E)
2 EL Olivenöl
Pfeffer (M)
2 Frühlingszwiebeln
1 TL Sambal Oelek
300 ml Wasser (W)
Salz

Bulgur-Eisberg-Salat (Familienrezept)

Neutral, Energie aufbauend

An Salate können außer Bulgur auch andere gekochte Getreidekörner gegeben werden, um den Energieaufbau zu fördern.

- Wasser und Bulgur in einen Topf geben, ca. 3 Minuten kochen, Deckel auflegen, den Topf von der Kochstelle nehmen und den Bulgur ausquellen und erkalten lassen.
- Den Eisbergsalat in Streifen schneiden, die Frühlingszwiebeln und die Petersilie klein schneiden.
- Den Eisbergsalat in eine Schüssel geben. Olivenöl, Sambal Oelek, Frühlingszwiebeln, Salz, Bulgur, Zitrone, Petersilie und Paprikapulver zugeben und alle Zutaten locker vermengen.

Zutaten
1 EL Sesamöl (E)
1 rote Paprika
1 kleines Glas Gemüsemais (350 g)
Liebstöckelblätter (M)
Pfeffer
Salz (W)
2 EL Zitronensaft (H)
Kurkuma (F)

Mais-Paprika-Gemüse

Neutral, Energie aufbauend, stärkt Yin und Yang

- Das Öl im Topf erwärmen, die klein geschnittene Paprika, den Mais, Liebstöckel, Pfeffer, Salz, Zitronensaft und Kurkuma zugeben.
- Das Ganze unter gelegentlichem Rühren ca. 10 Minuten dünsten.

Mischgemüse

Yin und Yang stärkend

Das Mischgemüse schmeckt lecker zu Kartoffeln, gekochtem Reis, gebratenem Tofu, Vollkornkroketten oder Vollkornnudeln.

- Das Öl im heißen Topf erwärmen und die klein geschnittenen Gemüse darin anbraten.
- Mit Honig, Pfeffer, Chilipulver, Salz, Essig und Kurkuma würzen.
- Falls nötig, etwas heißes Wasser zugeben und alles so lange kochen, bis das Gemüse gar ist.

Zutaten

E: 2 EL Sesamöl
1 Broccoli
2 Karotten
1 rote Paprika
150 g Champignons
1 TL Honig

M: 1 Frühlingszwiebel
Pfeffer
Chilipulver

W: Salz

H: 1 TL Essig

F: Kurkuma
heißes Wasser

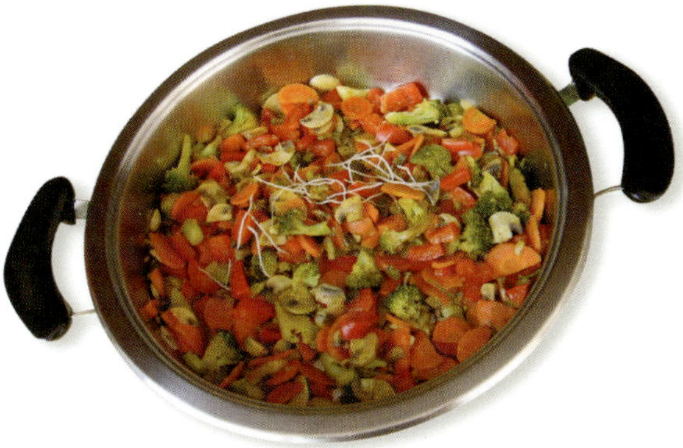

Sommergemüse – passt zur Erdnusssoße von Seite 52

Erfrischend, stärkt die Mitte

- Das Wasser zum Kochen bringen. Geschnittenes Gemüse und die Butter zugeben und das Gemüse gar kochen.
- Das Gemüsewasser in einem Topf auffangen, 300 ml für die „Erdnusssoße“ (siehe Seite 52) verwenden und das übrige Wasser aufbewahren als Getränk „süße Gemüsebrühe“ (siehe Seite 78).

Zutaten

E: 200 g Karotten
200 g Broccoli
1 TL Butter

M: 200 g Kohlrabi

W: 1 Liter Wasser

H: 1 EL Petersilie

Zutaten
200 g Selleriestangen (E)
30 g belebte Sonnenblumenkerne (siehe Seite 72)
1 Avocado
1 EL Butter
1 Frühlingszwiebel (M)
Majoran
Salz (W)
2 EL Zitronensaft (H)
100 g saure Sahne
Oregano (F)
Paprikapulver

Stangensellerie-Avocado-Salat

Neutral, Yin und Yang stärkend

Das pflanzliche Fett der Avocado befeuchtet von innen trockene und schuppige Haut.

- Die Selleriestangen in feine Stücke schneiden.
- Butter in der Pfanne schmelzen und die Selleriestücke darin kurz braten und anschließend in eine Schüssel geben.
- Die Sonnenblumenkerne, die zerkleinerte Frühlingszwiebel, den Majoran und das Salz darüber streuen und alles gut vermengen.
- Den Zitronensaft, die saure Sahne, den Oregano, das Paprikapulver und die fein geschnittene Avocado unterrühren.

Zutaten
2 EL Olivenöl (E)
300 g Weißkraut
1 rote Paprika
1 Zwiebel (M)
2 Lorbeerblätter
5 Pfefferkörner
5 Nelken
3 Frühlingszwiebeln
$^1/_4$ TL Kümmelsamen
Salz (W)
$^1/_4$ Liter Wasser
1 EL Petersilie (H)
3 EL Weißwein
5 Wacholderbeeren (F)
$^1/_4$ TL Thymian

Weißkrautgemüse

Energie aufbauend, erfrischend und befeuchtend

- Das Olivenöl im Topf erwärmen und die in Ringe geschnittene Zwiebel anbraten. Das in Streifen geschnittene Weißkraut unter Rühren zugeben.
- Das Ganze mit Kümmelsamen, Lorbeerblättern, Pfefferkörnern, Nelken und Salz würzen.
- Das Wasser, den Weißwein, die Wacholderbeeren und den Thymian zugeben und 30 Minuten kochen lassen.
- Die Paprika in Würfel und die Frühlingszwiebeln in Röllchen geschnitten unterrühren und weitere 10 Minuten kochen lassen.
- Mit Salz würzen und mit klein gehackter Petersilie bestreut servieren.

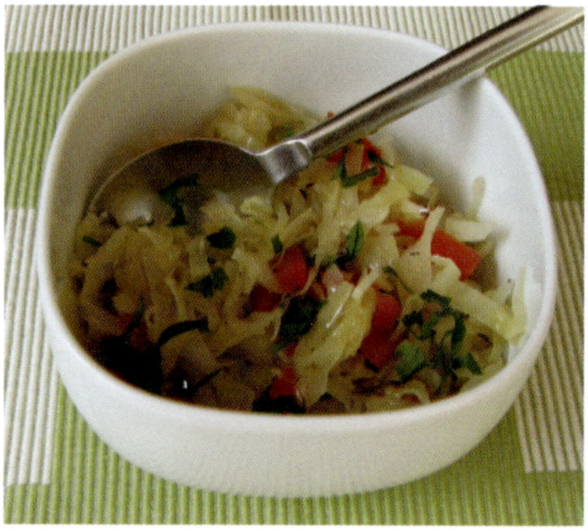

Fisch- und Fleischgerichte

Fisch-Gemüse-Pfanne

Neutral, Yin und Yang stärkend

- Die Fischfilets waschen, mit Pfeffer und Salz würzen und mit Zitronensaft beträufeln.
- Butterschmalz in der Pfanne schmelzen, die geschnittene Zwiebel darin leicht bräunen, Pfeffer und Salz darüberstreuen und mit Wein ablöschen; die gewürzten Fischfilets zugeben und bei geschlossenem Deckel ca. 10 Minuten dünsten.
- Die Fischfilets herausheben und in einer Jenaer Glasform warm halten.
- Die Tomaten in Scheiben schneiden und zusammen mit dem Paprikapulver, den Karotten und Erbsen in die Pfanne mit dem Fischsud geben.
- Das Ganze gut durchrühren, mit Dill abschmecken und so lange köcheln lassen, bis die Tomaten zerfallen sind.
- Das Gemüse mit den Fischfilets servieren.

Zutaten

- W: 200 g Fischfilet (z. B. Rotbarsch), Salz
- H: Zitronensaft, 2 Tomaten, 150 ml Weißwein
- F: Paprikapulver
- E: 1 kleines Glas Karotten-Erbsengemisch, 1 EL Butterschmalz
- M: Pfeffer, Dill, 1 Zwiebel

Fischklößchensuppe (Familienrezept)

Erwärmend, Energie aufbauend, stärkt die Nieren

- Fischfilet, Zitronensaft, Dinkelmehl, Paprikapulver, Sonnenblumenöl, Pfeffer, Zwiebel und Salz in den Blitzhacker geben und nach dem Zerkleinern die Mischung zu Bällchen formen.
- Die Bällchen in die heiße Gemüsebrühe geben und darin 10 Minuten köcheln lassen.
- Mit Schnittlauchröllchen bestreut servieren.

In dieser Suppe kann jedes beliebige klein geschnittene Gemüse mitgekocht werden. Dann wirkt sie auch noch Blut aufbauend.

Zutaten

- W: 300 g Fischfilet, Salz
- H: 1 EL Zitronensaft, 2 EL Dinkelvollkornmehl
- F: Paprikapulver, 1 l heiße Gemüsebrühe
- E: 1 TL Sonnenblumenöl
- M: Pfeffer, 1 kleine Zwiebel, Schnittlauch

Hackbraten (Familienrezept)

Zutaten
500 g Hackfleisch
1 Ei
400 g Champignons
80 g feine Haferflocken
1 Zwiebel
Pfeffer
Majoran
Salz
1 EL Petersilie
400 ml heißes Wasser

Neutral, Yin und Yang stärkend

- Hackfleisch mit Ei, Haferflocken, gehackter Zwiebel, Pfeffer, Majoran und Salz mischen. Daraus einen länglichen Laib formen und in eine gefettete Bratform legen.
- Das heiße Wasser zugießen und die geputzten und in Scheibchen geschnittenen Champignons zugeben.
- Die gehackte Petersilie darüber streuen und bei 200 °C ca. 50 Minuten backen.

Zum Hackbraten passen Salzkartoffeln.

Reisgerichte

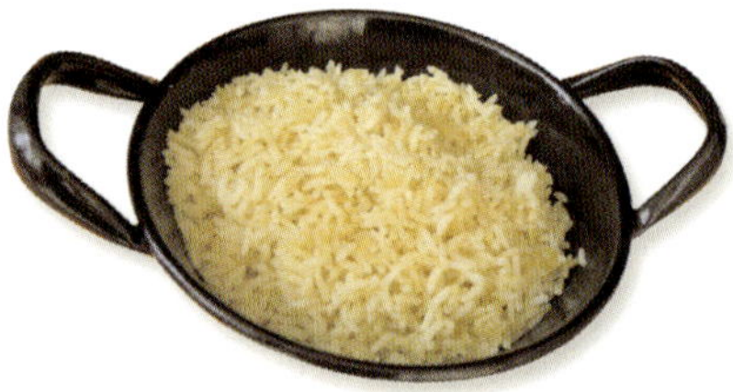

Beilagenreis, geröstet

Zutaten
1 kleine Tasse Reis
Curry
2 kleine Tassen Wasser
Salz

Leicht erwärmend, Energie aufbauend

Gerösteter Reis bringt weniger Feuchtigkeit in den Körper als normal gekochter Reis. Er eignet sich daher gut zur Gewichtsreduktion.

- Den Reis in einen Topf geben, mit Curry und Salz würzen, das Wasser zugeben und zum Kochen bringen.
- Wenn der Reis gar ist, von der Platte nehmen, in eine mit Olivenöl geölte Pfanne geben und darin ca. 5 Minuten rösten.

Reissuppe

Zutaten
1 EL Olivenöl
1 kleine Karotte
50 g Reis
Liebstöckelblätter
Liebstöckelwurzel
1 Frühlingszwiebel
Salz
1 EL Zitronensaft
$^1/_2$ Liter heiße Gemüsebrühe

Erwärmend, Energie und Säfte aufbauend

- Das Öl im Topf erwärmen und den gewaschenen Reis darin anbraten. Mit Pfeffer, Liebstöckelwurzel, Salz und Zitronensaft würzen.

- Die heiße Gemüsebrühe zugeben und ca. 20 Minuten kochen lassen.
- Vor dem Servieren die geraspelte Karotte unterheben und mit Liebstöckelblättern und der klein geschnittenen Frühlingszwiebel bestreuen.

Risotto (Familienrezept)

Erwärmend, Yin und Yang stärkend

- Das Olivenöl im Topf erhitzen und die klein geschnittene Zwiebel zusammen mit dem Reis anbraten.
- Pfeffer und Salz zugeben.
- Mit dem Wein ablöschen und, wenn er verdampft ist, nach und nach heiße Gemüsebrühe zugießen.
- Immer wieder umrühren und zum Schluss mit Paprikapulver abschmecken.

Zutaten

- E 2 EL Olivenöl
- M 1 Zwiebel
- 400 g Reis
- Pfeffer
- 2 EL getrocknetes Suppengewürz
- Curry
- W Salz
- H 200 ml Weißwein
- F ca. 250 ml heiße Gemüsebrühe
- Paprikapulver

Wildreissalat

Neutral, Yin und Yang stärkend

- Den Wildreis waschen und kochen.
- Danach in eine Schüssel geben, Wasser zugießen, der Reihe nach die zerkleinerten Zutaten zugeben und alles gut vermischen.

Wildreissalat eignet sich auch gut zum Mitnehmen – bereiten Sie einfach gleich die doppelte Menge zu.

Zutaten

- M 2 EL Wildreis
- W 2 EL Wasser
- H 1 Kiwi
- F 2 EL Rotwein
- 50 g Schafskäse
- 1 TL Kapern
- E 1 TL Sesamöl

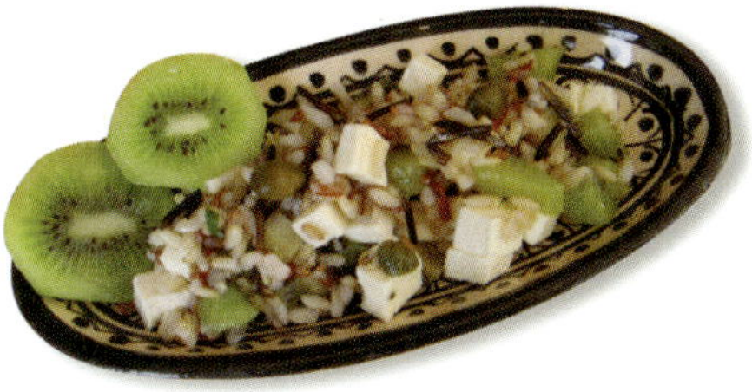

Frühstück, Zwischen-mahlzeiten und Nachspeisen

Wenn Sie nach einem süßen Frühstück bald wieder Hunger bekommen und Sie deswegen am Vormittag bald wieder essen müssen, probieren Sie doch einfach die pikanten Gerichte, beispielsweise die Aufstriche. Oftmals sättigen diese für etwas längere Zeit.

Die süß schmeckenden Gerichte müssen nicht zwingend im 5-Elemente-Zyklus zubereitet werden. Durch die süße Hauptzutat aus dem Erdelement tritt die verteilende Wirkung in Kraft und die anderen Organe werden trotz der fehlenden Elemente mit versorgt.

Müslis

Zutaten

- 150 ml heißer Honeybush-Tee (E)
- 1 kleine reife Birne oder 4 Aprikosen
- 1 EL Rosinen
- 40 g grobe Haferflocken (M)

Müsli, warm

Energie aufbauend, erwärmend

Tee in eine Schale füllen, klein geschnittene Birne oder Aprikosen, Rosinen und Haferflocken zugeben und verrühren.

Dieses Müsli kann auch mit warmem Apfel- oder Traubensaft zubereitet werden.

Zutaten

- 2 EL belebte Kamutkörner (H)
- Kakaopulver (F)
- 2 EL Sahne (E)
- 1 EL belebte Sonnenblumenkerne
- 1 Apfel
- Nelkenpulver (M)
- 1 EL Dill
- Salz (W)

Vitalmüsli

Erfrischend, Energie aufbauend, belebend

- Am Vortag Kamutkörner und Sonnenblumenkerne waschen und in Wasser beleben (siehe Seite 70).
- Für die Weiterverarbeitung am nächsten Tag Apfel in eine Schüssel raspeln, Sahne, abgespülte Körner, Kerne und Gewürze zugeben. Alles gut vermengen und servieren.

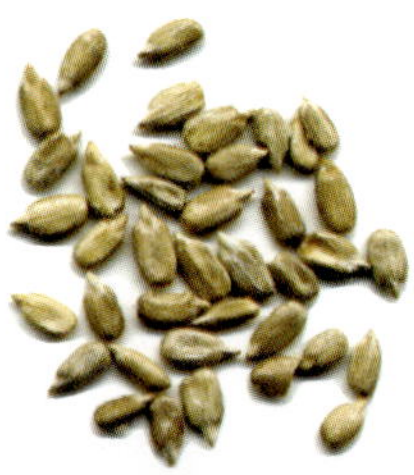

Leckere Aufstriche

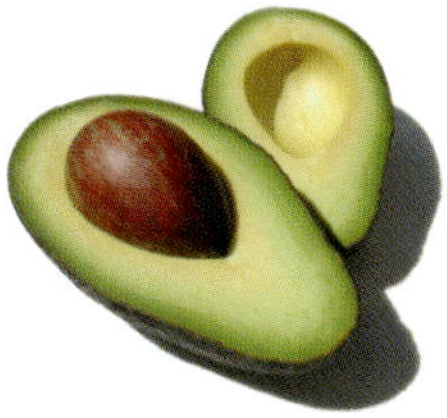

Avocadocreme

Neutral, befeuchtet die Haut, baut Energie auf

- Das weiche Avocadofruchtfleisch mit einer Gabel zerdrücken.
- Zwiebel und frische Kräuter klein hacken und zusammen mit Salz, Zitronensaft und Bockshornkleesamenpulver in die Avocadocreme einrühren.

Zutaten

- 1 Avocado
- 1 Zwiebel
- 2 EL frische Kräuter (z. B. Dill, Majoran, Schnittlauch)
- Salz
- Saft von $1/2$ Zitrone
- Bockshornkleesamenpulver

Butter-Mandel-Aufstrich

Neutral, stärkend für Körper und Geist

Dieser Aufstrich passt besonders gut zu Dinkelbrot. Alle Zutaten in einen Mixbecher geben und mit dem Pürierstab zu einer homogenen Masse verarbeiten.

Zutaten

- 100 g gemahlene Mandeln
- 150 g Butter
- 2 TL Honig
- Zimt

Kräuter-Frischkäse

Neutral, Energie aufbauend und belebend

Besser verdaulich sind Milchprodukte, wenn sie mit Kräutern und Gewürzen zusammen angerichtet werden. Frischkäse in einen Teller geben, der Reihenfolge nach die Gewürze und die geschnittenen Kräuter zugeben und vermengen.

Diesen Aufstrich können sie abwandeln, indem Sie im Erdelement statt Zimt 1 geriebene Karotte zugeben oder 80 g geriebene Sonnenblumenkerne.

Zutaten

- 200 g Frischkäse
- Paprikapulver
- Zimt
- 2 EL frische Kräuter (Basilikum, Kresse, Liebstöckel und/oder Schnittlauch)
- Kümmelpulver
- Salz

Sardinencreme

Neutral, leicht befeuchtend, stärkt Knochen und Sehnen

Die Zutaten nacheinander in einen Teller geben, mit einer Gabel zerdrücken und vermengen. Die Sardinen mit Haut und Gräten verwenden!

Alle genannten Aufstriche halten sich im Kühlschrank zwei Tage.

Zutaten

- 200 g Frischkäse
- Saft von einer Zitrone
- Paprikapulver
- Zimt
- Pfeffer
- Kümmelpulver
- Sardinen aus der Dose

Für den kleinen Hunger zwischendurch

Zutaten
- 2 Dinkeltoastbrotscheiben (H)
- Hitze durch kurzes Toasten (F)
- Butter (E)
- Schnittlauch (M)
- 3 Oliven (W)
- 1 Tomate (H)

Tomatentoast

Erfrischend, Energie aufbauend

- Brotscheiben toasten und mit Butter bestreichen.
- Mit geschnittenem Schnittlauch und gehackten Oliven bestreuen und mit Tomatenscheiben belegen.

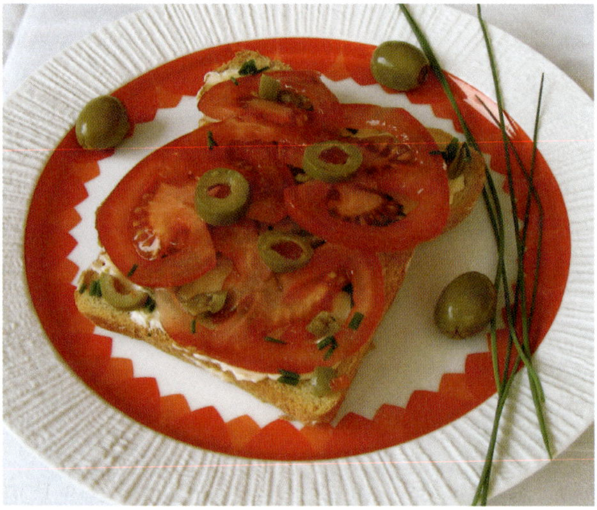

Tipp

Ebenfalls lecker als kleine Zwischenmahlzeit sind belebte Mandeln (Seite 70) – sie stärken unsere Energie –, frische oder getrocknete Aprikosen – sie bauen Blut auf – sowie der Flockendrink (Seite 79).

Kompotte und Nachspeisen

Zutaten
- 60 g Honig (E)
- 40 g Rosinen
- 100 g Schlagsahne
- 1 Avocado
- 2 Äpfel
- 40 g feine Haferflocken (M)
- Dill
- Nelkenpulver
- 1 Prise Salz (W)
- 2 EL Zitronensaft (H)
- Kakaopulver (F)
- 1 TL Cognac

Apfel-Avocado-Creme (Familienrezept)

Erfrischend, befeuchtend, besonders auf Haut und Dickdarm

- Avocado und Äpfel pürieren und in eine Schüssel geben.
- Haferflocken, Dill, Nelkenpulver, Salz, Zitronensaft und Cognac unterrühren.
- Sahne steif schlagen und mit Honig und Rosinen in die Mischung rühren. In Schälchen füllen, Kakao darüber sieben und servieren.

Apfelsahne

Erfrischend, befeuchtend, besonders auf Lunge, Dickdarm und Haut

- Wasser im Topf erhitzen. Geraspelten Apfel zugeben, 5 Minuten dünsten und anschließend auskühlen lassen.
- Sahne steif schlagen, mit Zimt aromatisieren und das Apfelkompott unter die Sahne heben.

Zutaten

- E: 1 Apfel, 50 ml Sahne, Zimt
- F: 60 ml heißes Wasser

Milchreis mit Kirschsoße (Familienrezept)

Erwärmend, Blut und Energie aufbauend

- Milch erhitzen und den Reis darin 10 Minuten kochen.
- Danach Milchreis in eine Schüssel geben und mit Haferflocken, einer Prise Salz und dem Kakaopulver vermengen.
- Sauerkirschen erwärmen. Die warmen Kirschen in kleine Schälchen füllen, von der Milchreismischung Klößchen abstechen und in die Mitte setzen.

Zutaten

- E: 1 kleine Tasse Avorio-Weichreis, 2 kleine Tassen Milch
- M: 100 g feine Haferflocken
- W: Salz
- H: 1 Glas Sauerkirschen
- F: Kakaopulver

Obstkompott

Erfrischend, Yin aufbauend

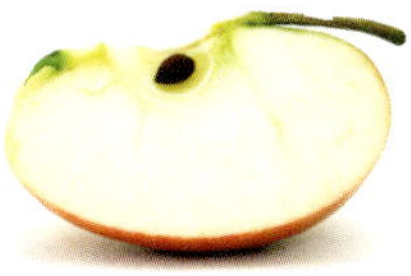

- Obst klein schneiden.
- Wasser zum Kochen bringen, Obststücke zugeben, mit Nelkenpulver, Salz, Zitronensaft und Rotwein oder Kakao abschmecken (evtl. Reis zugeben) und 10 Minuten dünsten.
- Vom Herd nehmen, das Mandelmus unterrühren und servieren.

Wird das Kompott mit gekochtem Reis (siehe Seite 64) verzehrt, stärkt es Yin und Yang.

Mit Kuzuwurzelpulver (siehe Seite 70) wirkt das Kompott besonders stärkend: Hierzu 1 TL Kuzuwurzelpulver in wenig Wasser glatt rühren, in das heiße Kompott schütten und kochen, bis es sämig ist.

Zutaten

- E: Obst (1 Apfel oder 1 Birne oder 2 Pfirsiche oder 4 Aprikosen), 1 TL Mandelmus
- M: Nelkenpulver
- W: 200 ml Wasser, 1 Prise Salz
- H: 1 TL Zitronensaft
- F: 1 EL Rotwein, 1 Prise Kakao

Zutaten
250 ml heißes Wasser
60 g feiner Maisgrieß (Polenta)
1 TL Butter
1 EL Rosinen
1 TL Honig

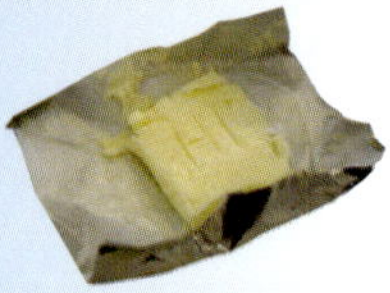

Polenta

Neutral, Yin und Yang stärkend

- Maisgrieß mit einem Schneebesen in das heiße Wasser einrühren.
- Butter und Rosinen zugeben und unter ständigem Rühren zum Kochen bringen. Wenn der Brei eine sämige Konsistenz hat, von der Herdplatte nehmen und ausquellen lassen.
- Vor dem Verzehr mit Honig süßen.

Yin und Yang stärkende Breie lassen sich auch aus anderen Getreidegrießsorten zubereiten, bispielsweise mit Dinkel- oder Kamutgrieß.

Zutaten
1 Apfel
1 TL Butter
Vanille
2 EL grobe Haferflocken

Raspel-Apfel, warm

Neutral, Yin und Yang stärkend

- Apfel waschen, vierteln und Kerngehäuse entfernen.
- Butter in einem kleinen Topf schmelzen und den Apfel grob dazu raspeln.
- Bei gelegentlichem Umrühren 3–5 Minuten dünsten.
- Vanille zugeben, in ein Schälchen füllen und mit den Haferflocken bestreuen und vermengen.

Zutaten
2 EL Avorio-Weichreis
Wasser

Reis für Kompott, beispielsweise Obstkompott (Seite 63)

Neutral, Yin und Yang stärkend

- Reis waschen und über Nacht in Wasser quellen lassen.
- Morgens in einem Sieb abbrausen und im jeweiligen Kompott kurz mitdünsten.

Zutaten
125 g Tofu Natur
3 EL Kirschmarmelade
Kakaopulver
Vanillepulver
Nelkenpulver

Tofu-Nachspeise

Erfrischend und Blut aufbauend

Alle Zutaten der Reihe nach in einen Rührbecher geben und pürieren. Wer mag, kann noch Haferflocken oder Weizenkeime dazugeben, dann wird auch noch das Yang gestützt.

Kuchen

Apfelkuchen

Neutral, befeuchtend, gut bei Gelüsten auf Süßes

- Mehl, Honig und Eier in eine Schüssel geben. Äpfel dazuraspeln und mit Zimt, Wodka und einer Prise Salz verfeinern.
- Backpulver und Kakao dazusieben und alles zu einem Teig verarbeiten.
- Masse in eine gefettete Kuchenform (Ø 26 cm) füllen und bei 200 °C ca. 40 Minuten backen.

Zutaten

- H: 400 g Dinkelmehl, 3 TL Weinsteinbackpulver
- F: Kakaopulver
- E: 2 Eier, 500 g Äpfel (die Äpfel ersetzen das Fett), Zimt, 180 g Honig
- M: 2 cl Wodka
- W: Salz

Mürbteig-Obstkuchen (schnell)

Erwärmend, mäßig befeuchtend, stärkt die Mitte, baut Energie auf und stillt auf natürliche Weise das Verlangen nach Süßem

- Dinkelvollkornmehl, Weinsteinbackpulver, Kakao, Ei, Butter, Honig, Nelkenpulver und eine Prise Salz in eine Schüssel geben und das Ganze zu einem glatten Teig verarbeiten.
- Diesen Teig auf einer bemehlten Fläche auf die Größe einer Kuchenform (Ø 26 cm) ausrollen, halb zusammenklappen, in die gefettete Form legen und wieder auseinander klappen.
- Das Obst klein schneiden, in eine Schüssel geben, mit Rosinen und gehackten Nüssen vermischen und auf den Teig geben.
- Das Ganze bei 190 °C 45 Minuten backen.

Zutaten

- H: 250 g Dinkelvollkornmehl, 2 TL Weinsteinbackpulver
- F: Kakaopulver
- E: 1 Ei, 125 g weiche Butter, 125 g Honig, 500 g süßes Obst: Äpfel, Birnen oder Aprikosen, 100 g Rosinen, 100 g Walnüsse oder Mandeln
- M: Nelkenpulver
- W: Salz

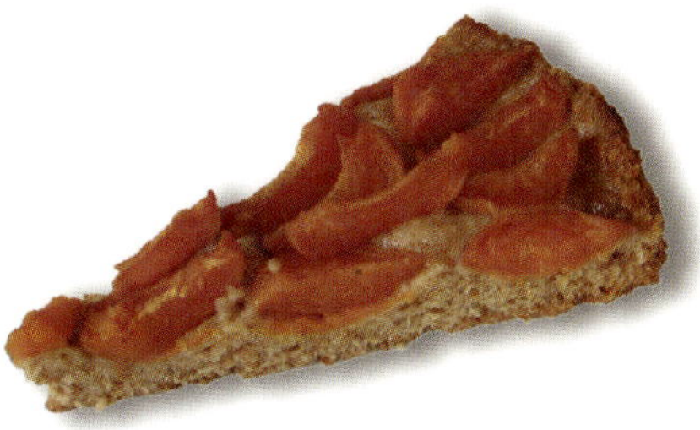

Rezepte für erholsamen Schlaf

Durch einen Mangel an Yin stellen sich Schlafstörungen ein. Alle Säfte aufbauenden Gerichte und Getränke erhöhen das Yin und bringen somit mehr Ruhe und Gelassenheit in den Körper. Das fördert einen erholsamen Schlaf.

Tipp

Auch die Avocadocreme auf Seite 61 fördert einen erholsamen Schlaf.

Alle Getränke und Nahrungsmittel, die austrocknend wirken, sollten nach 16 Uhr gemieden werden. Günstig ist es, ab dieser Zeit Säfte aufbauende Speisen zu verzehren, damit sich unser Yin, das sich während des Tages schon etwas verbraucht hat, auffüllen kann. Probieren Sie, wie bei einer Kur, einige Wochen lang abwechselnd die folgenden Rezeptideen aus – und Ihr Nachtschlaf wird besser.

Zutaten

- 2 EL Sahne (E)
- 1 Apfel
- 1 TL Rosinen
- Anispulver
- 2 EL Sonnenblumenkerne

Apfelmüsli

Erfrischend, Energie aufbauend, belebend

Den Apfel in eine Schüssel raspeln, Sahne dazugeben und mit Anispulver, Rosinen und Sonnenblumenkernen verrühren.

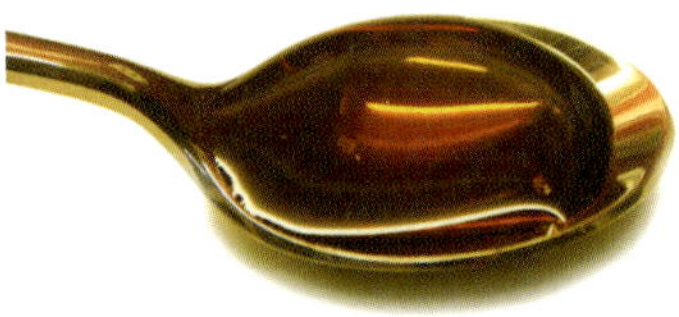

Honig

Ruhigen Schlaf beschert auch 1 TL Honig vor dem Schlafengehen, der wie Medizin eingenommen wird.

Zutaten

- 150 g Naturjogurt (H)
- 1 TL Leinöl (F)
- 1 TL Honig (E)
- 1 EL Linomel
- Pfeffer (M)
- Salz (W)

Naturjogurt

Erfrischend, befeuchtend und Yin stärkend

- Alles der Reihenfolge nach in einer Schale verrühren.
- Statt Linomel können auch Weizenkeime, Erdmandelflocken oder Honig-Knuspermüsli eingerührt werden.

Rosinentrunk

Befeuchtet die Haut, beseitigt Durchschlafstörungen zwischen 3 und 5 Uhr morgens

Morgens die Rosinen waschen und in Wasser einlegen; nachmittags zwischen 15 und 17 Uhr verzehren – das Wasser jedoch nicht abgießen, sondern mitessen.

Zutaten
- E **3 EL Rosinen**
- W **150 ml Wasser**

Schlaftees

Eine Schlaf fördernde Wirkung als Tee haben Baldrianwurzel, Melissenblätter, Schlüsselblumen und Taubnesselblüten:

- 1 TL Baldrianwurzel in 1/4 Liter Wasser 10 Minuten kochen, dann abseihen.
- 1 TL Melissenblätter, Schlüsselblumen oder Taubnesselblüten mit 1/4 Liter kochendem Wasser übergießen und 5 Minuten ziehen lassen.

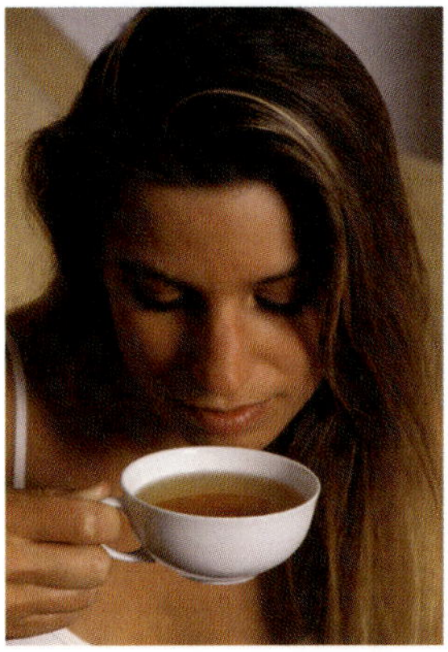

Zutaten
Baldrianwurzel oder Melissenblätter oder Schlüsselblumen oder Taubnesselblüten

Info

Blüten und zarte Blätter mit kochendem Wasser übergießen und kurz ziehen lassen. Wurzeln, Samen, Schalen oder Stängel 5–10 Minuten im Wasser kochen.

Saftkur für guten Schlaf

- Je 1 Glas naturtrüber Apfelsaft gegen 11 und 16 Uhr, wenn innere Unruhe Sie nicht schlafen lässt.
- Je 1 Glas roter Traubensaft gegen 11 und 16 Uhr, wenn die Schlafstörung durch Blutarmut verursacht ist – dies tritt häufig auch bei Kinder auf.

Eine 4- bis 6-wöchige Kur mit den genannten Säften stärkt Ihre Körpersäfte und verhilft Ihnen wieder zu erholsamem Schlaf.

Medizin aus der Küche von A–Z

Die folgenden Lebensmittel können durchaus als „Medizin aus der Küche" angesehen werden, denn sie schützen genauso vor Blutarmut wie vor Vitamin- und Mineralstoffmangel. Obst und Gemüse enthalten neben unverdaulichen Ballaststoffen, die einer Verstopfung vorbeugen, viel Kieselsäure, die neben Calcium besonders wichtig für unsere Knochen und Knorpel ist. Daneben dient Kieselsäure als wichtigster Nähr- und Aufbaustoff für Stütz- und Bindegewebe, und auch Zähne, Nägel und Haare profitieren davon. Kieselsäure ist auch beteiligt, wenn es um die Befeuchtung des Hautbindegewebes geht. Sie wirkt entzündungshemmend, was sich günstig bei Hautkrankheiten auswirkt, und spielt für den Stoffwechsel unserer Zellen eine wichtige Rolle. Gerste, Hafer, Hirse, Borretsch und Kresse enthalten viel Kieselsäure.

Außerdem wirken Obst und Gemüse immer basisch und damit entsäuernd auf den Organismus.

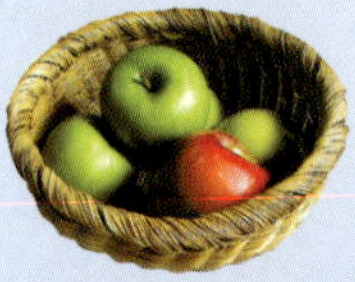

Apfel (E)

Neutral

Äpfel sind reich an Vitaminen, die unsere Nerven stärken. Der hohe Fruchtzucker- und Traubenzuckergehalt wirkt besonders gegen Konzentrationsschwäche und Müdigkeit. Das Apfelpektin übt eine Heil- und Schutzwirkung auf die Gefäße und den Darm aus, beseitigt Juckreiz, neutralisiert Gifte im Darm und stoppt schwere Durchfälle, wenn der Apfel gerieben verzehrt wird. Äpfel lindern auch trockenen Husten, roh genauso wie gekocht, und helfen der Leber bei der Entgiftung.

Anwendung: Essen Sie zur Nervenstärkung nur reife, süße Äpfel. Auch Apfeltee stärkt unsere Nerven.

Aprikose (E)

Aprikosen haben eine leistungssteigernde Wirkung, weshalb sie als Snack besonders geeignet sind, wenn am Nachmittag die Konzentration nachlässt. Wegen des hohen Carotingehalts sind Aprikosen besonders für Personen mit blasser Haut zu empfehlen. Die Mineralstoffe und Spurenelemente, im Besonderen Eisen und Kieselsäure, verleihen uns Stabilität.

Getrocknete Aprikosen wirken gegen Verstopfung besonders gut, wenn man sie vor dem Verzehr belebt, das heißt, sie werden ca. acht Stunden vorher in Wasser gelegt.

Sie können einzeln als Snack gegessen oder klein geschnitten in Süßgerichte gegeben werden. Auch in pikanten Gerichten beeinflussen sie den Geschmack angenehm.

Avocado (E)

Erfrischend

Die Avocado wird gerne als pflanzliche Butter bezeichnet. Sie enthält viele wertvolle, leicht verdauliche, ungesättigte Fettsäuren, die unseren Organen, den Gefäßen und besonders der Haut wohl tun. Sie wirkt beruhigend bei Stress und Nervosität und hilft, dass wir besser schlafen können.

Die Avocado wird in Ostasien zur Wundheilung eingesetzt, auch innerlich bei Magen- und Darmgeschwüren.

Auch äußerlich angewendet pflegt Avocadoöl wunderbar unsere Haut.

Anwendung: Die Avocado sollte reif verzehrt werden, sonst kommt ihr feines Aroma nicht zur Geltung. Sie kann mitgekocht werden; meistens jedoch verzehrt man sie roh.

Champignons

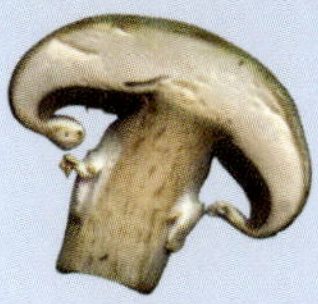

Erfrischend

Champignons haben wenig Kalorien. Das reichlich enthaltene pflanzliche Eiweiß ist schnell verderblich; deswegen sollten Sie nur ganz frische Pilze verwenden.

- **Anwendung:** Gekocht haben sie eine wunderbar Säfte aufbauende Wirkung, und zusammen mit Reis, Zwiebeln und Kräutern serviert entsteht eine leckere Hauptmahlzeit. Die Pilze nach der Zubereitung gleich verzehren und nicht noch einmal erwärmen.

Erdmandelflocken

Zu Flocken verarbeitete Erdmandeln sind ein leckeres, natürliches, ballaststoffreiches und verdauungsförderndes Produkt. Hochwertige ungesättigte Fettsäuren, Magnesium und Vitamin E machen Erdmandeln für unsere Ernährung sehr wertvoll.

Götterfrucht

Erfrischend und Yin aufbauend

Die Götterfrucht ist eine Züchtung aus Navel-Orangen und schmeckt besonders saftig und süß. Durch den süßen Geschmack werden unsere Nerven gestärkt, wir sind gelassener und leistungsfähiger. Die Götterfrucht hilft auch bei Verstopfung.

Gurke

Erfrischend, kühlend, Yin-stärkend

Die Gurke liefert viel Wasser und hat nur wenige Kalorien, außerdem ist sie erfreulicherweise besonders basisch. Der Wasserhaushalt unseres Körpers wird durch Gurkenverzehr aufgefrischt, das macht unsere Bewegungen locker und geschmeidig. Unser Bindegewebe und unsere Schleimhäute profitieren von der wohltuenden, Säfte aufbauenden Wirkung. Die Gurke aktiviert den Leber-, Galle- und den Hautstoffwechsel. Sie wirkt stark harntreibend, wodurch sich unser Wasserhaushalt regeneriert, da viel verbrauchtes Wasser ausgeschieden und neues aufgebaut wird.

Wir profitieren besonders an heißen Sommertagen, aber auch bei Fieber, von dem kühlenden Effekt.

Wenn häufig Gurken verzehrt werden, kommt es in den Wechseljahren seltener zu Hitzewallungen und alle Schleimhäute bleiben gut befeuchtet – das hilft bei Scheidentrockenheit.

- **Anwendung:** Die Gurke kann Verstopfung lösen; dazu täglich 2–3 Portionen Gurkensalat verzehren.

Honig

Honig führt dem Körper lebensnotwendige Stoffe zu.

Die unterschiedlichen Honigarten zeigen voneinander abweichende Wirkungen. Waldhonig schmeckt würzig und bringt mehr körperliche Schaffenskraft. Blütenhonig schmeckt süßer und ist für die Entspannung zuständig.

Die Hauptbestandteile Frucht- und Traubenzucker versorgen unseren Organismus schnell mit Energie. Alle Honigsorten wirken sich auf die Regelmäßigkeit des Herzschlags günstig aus und fördern den erholsamen, zusammenhängenden Nachtschlaf.

- **Anwendung:** Abends 1 TL Honig ist die beste Schlaf fördernde Medizin.

Karotte

Neutral

Karotten enthalten große Mengen an Ballaststoffen und Pektin. Das enthaltene Vitamin A kann die Sehkraft bessern, Haut und Schleimhäute werden durch die funktionsregulierende, aufbauende Wirkung der Karotten elastischer. Karotten können gut in der Kinderernährung eingesetzt werden, da sie kräftigen und beruhigen.

Kohl (E)

Alle Kohlarten sind in erster Linie basisch – wie alle anderen Gemüse auch. Kohl sättigt gut, was ihn auch für die Schlankheitskost interessant macht.

In wenig Öl gedünstet und in mäßigen Mengen verzehrt wirkt Kohl stärkend. Er baut Yin und Yang auf.

Weißkraut – neutral

Weißkraut hat eine Energie aufbauende, erfrischende Wirkung. Weißkraut schleust in besonderem Maße Säfte in das Bindegewebe der Haut ein. Schon nach dreimaligem Verzehr sehen Sie die glättende Wirkung.

Blaukraut – erwärmend

Blaukraut wirkt besonders Blut aufbauend. Außerdem passt Blaukraut in die kalte Jahreszeit, weil es erwärmend wirkt.

Blumenkohl – erfrischend

Blumenkohl ist der zarteste und bekömmlichste unter den Kohlarten. Er baut immer, unabhängig von seiner Zubereitung, Säfte auf, egal ob gekocht, als Suppe, als Gemüsesalat zubereite t oder als ganzer Kopf im Rohr gebacken und mit in Butter hell gebräunten Semmelbröseln serviert.

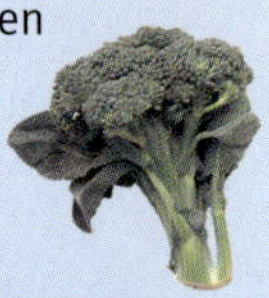

Brokkoli – erfrischend

Brokkoli gilt als gute Calciumquelle. Die Stiele können mitgegessen werden, denn sie enthalten viel Kieselsäure (siehe auch Seite 69). Sie benötigen allerdings eine längere Kochzeit als die Röschen.

Kuzu (E)

Yin und Yang stärkend, fördert Stabilität und Standfestigkeit

Die Kuzuwurzeln zählen zu den größten Pflanzenwurzeln der Welt. Verkauft wird Kuzu-Pulver als Eindickungsmittel; weniger bekannt hingegen sind sein Nährwert und auch die Heilwirkung. In China und Japan wird Kuzu-Creme als kräftigende, stärkende Nahrung empfohlen. Bei fast allen Beschwerden wird Kuzu verordnet. Die darin enthaltene Stärke bringt Hilfe bei Bauchbeschwerden, die durch Übersäuerung entstanden sind, oder auch bei Durchfall und Darmentzündungen (Rezept siehe Seite 63).

Leinsamen (E)

Der Leinsamen gilt als Gleitmittel und ist daher auch eine gute Medizin bei Reizhusten und hilft gegen Verstopfung. Er enthält viele wertvolle ungesättigte Fettsäuren (siehe auch Leinsamen-Gel, Seite 80).

Linomel (E)

Linomel ist Leinsaat-Honig-Granulat. Es wirkt verdauungsfördernd, angenehm sättigend und leistungssteigernd. Linomel ist ein Fröhlichmacher, da in Leinsamen viel Sonne gespeichert ist und die Kraft an uns abgegeben wird.

Mandelmus und Mandeln (E)

Mandelmus wirkt befeuchtend. Es stärkt unsere Nerven besonders bei körperlicher und geistiger Erschöpfung.

- **Anwendung:** Mandelmus 1–2 Teelöffel täglich. Ganze Mandeln 7–10 Stück täglich. Mandeln sollten vor dem Verzehr belebt, das heißt, 6–8 Stunden in Wasser gelegt werden, damit sie wieder „wie frisch“ sind und alle Inhaltsstoffe gut aufgenommen werden können.

Melone (E)

Erfrischend, Yin aufbauend

Melonen ersetzen Erfrischungsgetränke. Werden sie an heißen Sommertagen verzehrt, macht sich ihre belebende und Säfte aufbauende Wirkung besonders bemerkbar. Sie wirken harntreibend und enthalten nur wenig Kalorien.

Öle (E)

Energie aufbauend

Am Zellaufbau für unsere Haut ist Feuchtigkeit beteiligt – auch die Feuchtigkeit guter kalt gepresster Öle. Die Zufuhr von gutem Öl ist sehr wichtig: Der Körper kann die darin enthaltenen essenziellen Fettsäuren nämlich nicht selbst aufbauen. Wechseln Sie ab unter den wertvollen kalt gepressten Ölen, wie Oliven-, Kürbiskern-, Sesam- und Sonnenblumenöl.

Äußerlich angewendet wirkt Sesamöl glättend bei wunder, rissiger Haut. Bei Rückenschmerzen hilft es, sich mit Olivenöl einzureiben.

Anwendung: Nutzen Sie die natürlichen Ölquellen und verzehren Sie öfter einmal belebte Samen und Nüsse. Ca. 30 g – vor dem Beleben (siehe Seite 70) gewogen – sind ausreichend.

Ein hoher Verzehr von Pflanzenöl, Nussmus oder Nüssen wirkt entspannend auf unsere Blase. Zu viel davon verursacht jedoch Inkontinenz. Dann öfter am Tag Berberitzenfrüchte, Essig oder Zitrone zu sich nehmen. Der saure Geschmack übt auf den Körper einen festigenden Einfluss aus.

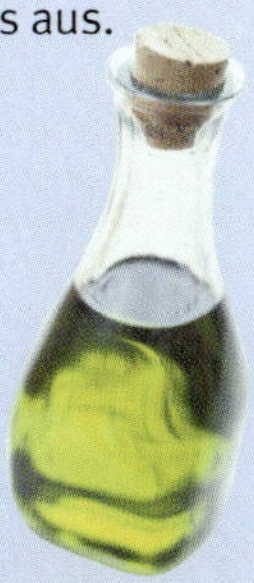

Reis – Rundkornreis (E)/Langkornreis (M)

Erfrischend, stärkt Yin und Yang

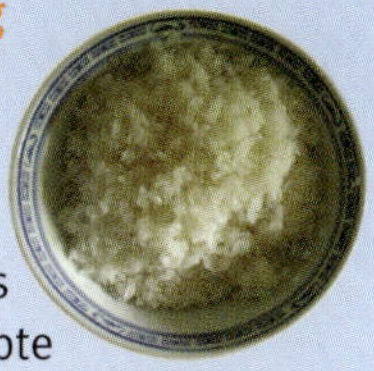

Reis ist Grundnahrung vieler Menschen und er wird in vielen Sorten und Qualitätsunterschieden angeboten. Aus Reis lassen sich vielerlei Rezepte kreieren.

Reis ist kalorienarm, weshalb er oft bei Schlankheitsdiäten eingesetzt wird. Er wirkt, egal in welcher Zubereitung verzehrt, verjüngend. Er ist reich an Schleim bildenden Substanzen. Deswegen bewährt er sich gut als Heilnahrung bei Darmerkrankungen und wird auch in der Säuglingsnahrung verwendet.

Vollkornreis enthält Stoffe, die für die Zellerneuerung wichtig sind, was sich auch auf unsere Haut positiv auswirkt.

Rosinen (E)

Erwärmend

Der Traubenzucker der Rosinen geht direkt ins Blut über. Deshalb sind sie besonders in Stresssituationen zu empfehlen, in denen schnelle Energie, körperlich wie geistig, gebraucht wird. Sie sind sehr kalorienreich, weshalb nur kleine Mengen verzehrt werden sollten. Achten Sie beim Kauf darauf, dass die Rosinen ungeschwefelt sind.

Sesampaste (E)

Sesampaste (als Tahin in Naturkostläden angeboten) und Gomasio, bestehend aus gemahlenem Sesam und Meersalz, verleihen den Gerichten eine würzig-nussige Note. Außerdem enthalten die kleinen Samenkörnchen hoch wirksame Inhaltsstoffe: die ungesättigten Fettsäuren. Diese gelten unter anderem auch als leichtes Abführmittel, und das enthaltene pflanzliche Eiweiß ist besonders wichtig für Vegetarier. Der hohe Calciumgehalt tut unseren Knochen gut, und der Lecithingehalt stärkt unsere Nerven.

Soja

Erfrischend

Milchallergikern bietet Soja vielfältige Ausweichmöglichkeiten. Sojaprodukte enthalten viel pflanzliches Eiweiß; hoch sind auch der Gehalt an Nerven stärkendem Lecithin und Knochen stärkendem Calcium.

Produkte aus Soja und Soja-Drinks wirken kühlend und deswegen auch günstig, um gut durch die Wechseljahre zu kommen. Hitzewallungen werden durch die kühlende Wirkung von Soja reduziert.

Aus Sojabohnen stellt man vielerlei Produkte her. Dazu werden die Bohnen in Wasser eingeweicht und zu Püree verarbeitet, woraus dann Tofu, der „Quark" der Sojabohne, entsteht – er ist geschmacksneutral, daher sollte man ihn vor der Zubereitung und dem Verzehr in Tamari (salziger Sojasoße) ca. 30 Minuten marinieren.

Sonnenblumenkerne

Das in Sonnenblumenkernen enthaltene Lecithin stärkt unser Gedächtnis. Vor dem Verzehr 6–8 Stunden in Wasser legen. Dadurch aktiviert sich ihr Wachstum, und wenn wir sie verzehren, nehmen wir Pflanzen-Power pur zu uns.

Spargel

Spargel wird in China schon seit langem als kühlende Medizin bei Fieber, trockenem Husten und Harnverhalten eingesetzt. Er hat eine wunderbar befeuchtende Wirkung auf alle Schleimhäute und ist hilfreich bei Heiserkeit, festsitzendem Schnupfen und Entzündungen der Nasennebenhöhlen.

Da es frischen Spargel nur kurze Zeit gibt, können Sie jederzeit auf Spargel im Glas zurückgreifen. Er kann pur verzehrt werden oder als Beilage – auch unerhitzt. Der Garvorgang hat während des Einweckens stattgefunden.

- **Anwendung:** Täglich 3-mal 4–6 Stangen kalt (aus dem Glas) verzehren. Der Genuss befeuchtet alle Schleimhäute sowie das Bindegewebe der Haut und lässt erste Fältchen verschwinden.

Nach der Spargelernte kann der Wurzelstock zu Heilzwecken verwendet werden. Spargelwurzelpulver wirkt leistungssteigernd.

Stangensellerie

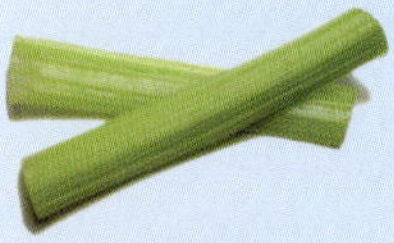

Stangensellerie regt das gesamte Verdauungssystem an und genauso den Stoffwechsel. Fein geschnitten kann er vielen Speisen als Gewürz beigemengt werden. Er schmeckt auch gut roh oder als gekochtes Gemüse.

Tomaten

Yin aufbauend, abkühlend, gekocht neutral

Tomaten sind gut geeignet, um uns zu beleben. Sie regen die Verdauungssäfte an und ihre Ballaststoffe unterstützen die Darmtätigkeit. Sie wirken sehr abkühlend. Wer Kälte nicht gut vertragen kann, sollte Tomaten lieber als Suppe gekocht oder als gebackenes Gemüse zubereitet verzehren. Dann wirken sie neutral.

Die Yin aufbauende Wirkung macht sich im rohen genauso bemerkbar wie im gekochten Zustand. Durch den hohen Saftanteil wirken sie Trockenheit und Durst entgegen.

Weizenkeime [H]

Weizenkeime enthalten viel Vitamin E. Sie schenken uns Gelassenheit in Stresszeiten und helfen in besonderem Maße bei der Regeneration nach überstandener Krankheit. Weizenkeimöl gilt als gute Nahrungsergänzung.

Zucchini [E]

Erfrischend

Die Zucchini ist wasserärmer als die Gurke, dafür aber vitamin- und mineralstoffreicher. Sie kann roh oder gekocht verzehrt werden. Die enthaltenen Schleimstoffe regen die Darmtätigkeit an.

Kräuter und Gewürze

All Ihre befeuchtenden Speisen sollten Sie mit den unterschiedlichsten Gewürzen und Kräutern anreichern. Laut chinesischer Medizin helfen diese bei der Feuchtigkeitsumwandlung der Speisen und sorgen dafür, dass sich keine Wasseransammlungen im Körper bilden. Kräuter und Gewürze unterstützen die Organe dabei, ihre Arbeit optimal zu erledigen.

Westliche Forscher schreiben Kräutern und Gewürzen zudem eine antibakterielle und infektionshemmende Wirkung zu. Kräuter und Gewürze aromatisieren jede Speise, runden den Geschmack ab, wirken basisch und werten jede Speise mit Vitaminen und Mineralstoffen auf – kurz: Sie fördern, richtig dosiert, die Gesundheit.

Kräuter wirken darüber hinaus auch auf unseren seelisch-geistigen Bereich. Sie können beruhigen oder anregen, unsere Konzentrationsfähigkeit verbessern sowie durch den Wohlgeruch ihrer ätherischen Öle, beispielsweise in Duftlampen, unsere Stimmung heben.

- **Beruhigen:** Melisse, echte Vanille, Kümmel, Anis und Fenchel
- **Regen an:** Galgant, Meerrettich, Pfefferminze, Senf

Damit Sie immer frische Kräuter zur Hand haben, können Sie sich auch einen kleinen Vorrat anlegen: Nach dem Waschen die Kräuter in Frischhaltefolie wickeln oder in eine Plastikbox legen und im Kühlschrank aufbewahren.

5-Elemente-Kräuter-Mix

Erwärmend, leistungssteigernd

Dieser Kräuter-Mix passt zu Vollkornbrot, Salaten oder Gemüsegerichten.

[H] 10 g Petersilie
[F] 5 g Rosmarin
[E] 50 g Olivenöl
[M] 5 g Basilikum
5 g Liebstöckel
5 g Majoran
[W] 5 g Salz

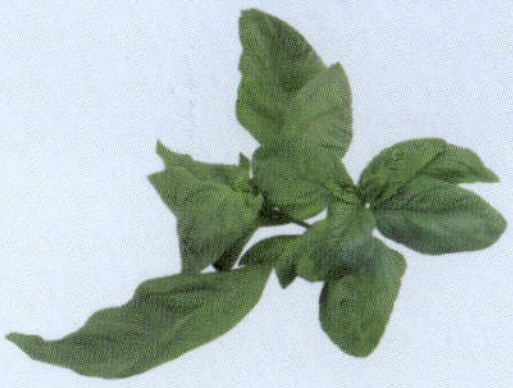

Die frischen Kräuter klein schneiden, in ein Schraubglas füllen und alles gut vermengt in den Kühlschrank stellen. Innerhalb einer Woche verbrauchen.

5-Elemente-Salz

Erwärmend, leistungssteigernd

H 10 g Petersilie

F 10 g Oregano
15 g Rosenblätter

E 10 g Anis

M 10 g Koriander
10 g Kümmel

W 20 g Salz

Die getrockneten Kräuter mit dem Salz mischen, in eine Salzmühle füllen und auf Butterbrot mahlen oder auch über Salate geben.

Bockshornkleesamenpulver F

Erhitzend

Es hat einen Suppengewürz ähnlichen Geschmack. Es kann an alle Gerichte gegeben werden, die noch etwas Salz bräuchten. Das Pulver wirkt verdauungsfördernd und nervenstärkend. Es kann als Gewürz oder Tee verwendet werden.

Bruschetta-Gewürz

Neutral

Dieses Gewürz eignet sich für Reis und Tomatentoast.

Wenn Olivenöl und Salz beigegeben werden, haben wir eine Mischung aus allen 5 Elementen: Hierzu das Bruschetta-Gewürz im Verhältnis 1:2 mit Olivenöl mischen und etwas Salz dazugeben.

Curry M

Erhitzend

Curry fördert den Gallenfluss und hilft bei der Verdauung. Curry kann mitgekocht und mitgebraten werden.

Dill M

Erwärmend

Dill ist ein Abendgewürz, wirkt entspannend und beruhigt die Nerven. Dill sollte nicht mitgekocht werden. Er passt besonders zu Gurke, Avocado und Fisch.

Estragon H

Neutral

Estragon wirkt stärkend auf ängstliche und depressive Personen. Es regt die Galle an, wirkt entstauend und entwässernd. Das kräftig würzig schmeckende Kraut wird am besten als alleinige Würze verwendet.

Kresse M

Erfrischend

Kresse hat eine reinigende und stärkende Wirkung auf die Organe und ist geeignet als Aufbaukost nach Erschöpfungszuständen. Die Vitamine und die Senf-, Bitter- und Mineralstoffe wirken vitalisierend.

Kümmel M

Erwärmend

Kümmel ist das beste Mittel gegen Völlegefühl und Blähungen, denn er wirkt äußerst zuverlässig entkrampfend – als Pulver den Speisen in geringer Menge zugesetzt, fällt der Geschmack oft gar nicht auf. Ein Kümmeltee entfaltet seine entkrampfende Wirkung besonders schnell.

Liebstöckel

Erwärmend

Liebstöckel ist hilfreich bei Verdauungsschwäche und um Wasseransammlungen im Körper zu beseitigen. Verwendet werden die Wurzeln oder auch die Blätter in nur geringen Mengen. Beides muss zur Entfaltung des Aromas mitgekocht werden, egal ob frisch oder getrocknet.

Liebstöckelwurzel in Fleischsoßen mitgekocht, verstärkt den Fleischgeschmack.

Majoran

Erwärmend

Majoran ist ein harmonisierendes, entspannendes Gewürz. Er erleichtert die Verdauung und stärkt die Nerven.

Petersilie

Neutral

Sie wird besonders zur Entwässerung eingesetzt, ebenso bei Blähungen und Übelkeit – Tee aus frischer Petersilie beseitigt Übelkeit innerhalb kürzester Zeit. Ihre Wirkstoffe fördern die Durchblutung. Sie ist vitaminreich und verbessert bei Blutarmut das Blutbild.

Zur Schönheit der Haut trägt auch der Petersilienwein (siehe Seite 77) nach dem Rezept von Hildegard von Bingen bei.

Pfefferminze

Erfrischend

Pfefferminze wirkt vor allem durch das anregende, schmerzhemmende und krampflösende Menthol. Pfefferminze enthält Enzyme, die die Abwehr steigern und das Blut kräftigen. Pfefferminze wirkt kühlend und ist deswegen immer gut bei allen Hitzezuständen zu verwenden.

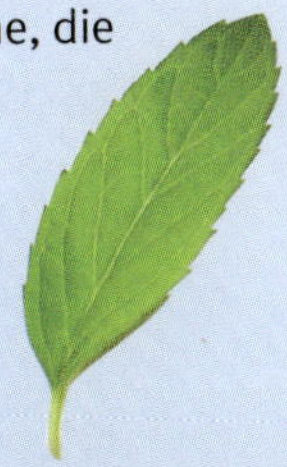

Pfefferminze kann als Gewürz oder Tee verwendet werden. Pfefferminztee verhilft durch seine kühlende Wirkung auch quengelnden und aggressiven Kindern zu mehr Gelassenheit.

Senfkörner

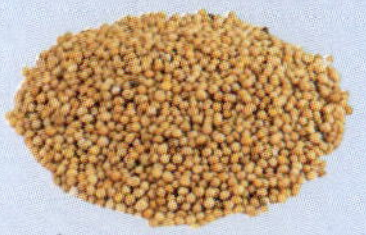

Erwärmend

Senfkörner wirken gut, wenn sich etwas staut. Durch Kauen von 8–15 Senfkörnern wird die Durchblutung angeregt, besonders im Bauchraum. Blähungen verschwinden dadurch besonders schnell.

Senf in jeder Form kurbelt den Stoffwechsel an, und zwar besonders gut, wenn wir uns schlapp fühlen. Servieren Sie einfach immer bei kalten Speisen, Salaten oder Brotmahlzeiten Senf zur besseren Bekömmlichkeit.

Schnittlauch

Erwärmend

Er fördert die Verdauung und wirkt harntreibend. Schnittlauch bitte nicht mitkochen, sondern stets am Ende des Kochvorgangs frisch zugeben.

Ysop

Erwärmend

Ysop kann gut mitgekocht und mitgebraten werden. Er regt den Appetit an und fördert den Gallenfluss.

Flüssigkeiten und Getränke

Wenn wir nicht genügend Flüssigkeit aufnehmen, reduziert sich unser Flüssigkeitspegel, denn die körperlichen Arbeitsprozesse laufen ja weiter, Speichel wird produziert, ebenso Gallensekret, Magensaft und Verdauungssäfte im Darm. Wir werden leistungsschwach, unsere Denkfähigkeit ist eingeschränkt und wir werden unruhig: Stress breitet sich im Körper aus.

Zusätzlich verringert sich mit zunehmendem Alter der Wasseranteil unseres Körpers, was auch durch Trinken von noch so großen Wassermengen nicht aufgehalten werden kann.

Laut der Traditionellen Chinesischen Medizin schadet es jedoch, große Mengen zu trinken. Vor allem schadet das Wassertrinken unseren Nieren, da sie dadurch zu sehr abgekühlt werden. Außerdem raubt zu viel Trinken den Nieren Energie und lähmt unsere Lebensenergie allgemein. Getränke dienen in der TCM in erster Linie dazu, Einfluss auf unseren Temperaturhaushalt zu nehmen. Entweder kühlen oder erwärmen sie uns.

Info

Saftige Gerichte und Yin stärkende Getränke, beispielsweise Obstkompott, Jogurt und trüber Apfelsaft, liefern dem Körper die Flüssigkeit, die er gut umwandeln und aufnehmen kann.

Wie gelangt dann aber genügend Flüssigkeit in unseren Körper, um unser Bindegewebe und unsere Haut zu befeuchten? Über gekochtes Gemüse und Obst! Hiermit gelingt es, Feuchtigkeit ins Bindegewebe einzuschleusen, um dem Körper für die laufenden Prozesse genügend Flüssigkeit zuzuführen und auch den Alterungsprozess zu verlangsamen!

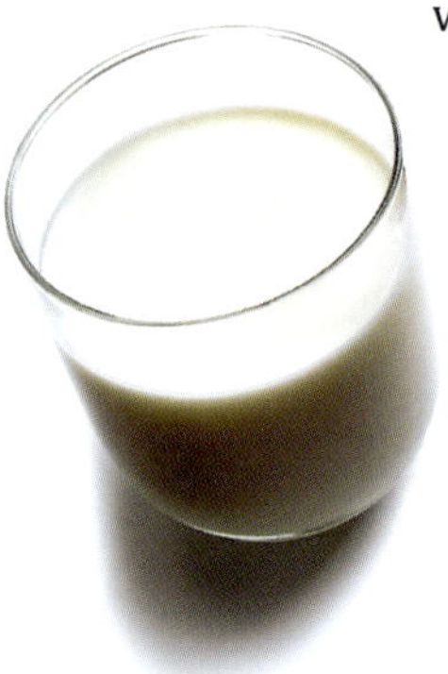

Yin stärkende Getränke

Milch und Milchprodukte (E)

Neutral

Nach der 5-Elemente-Ernährung wirken Milch und Milchprodukte kühlend. Am besten werden Milchprodukte vertragen, wenn ein Yang-Überschuss besteht, also viel Wärme vorhanden ist. Wer schon Kälte in sich fühlt, soll Milchprodukte eher meiden. Sie üben nämlich auf unseren Körper, vor allem auf das Bindegewebe, eine besonders befeuchtende Wirkung aus. Wenn diese befeuchtende Wirkung erwünscht wird, können sie in kleinen Mengen verzehrt werden – besonders Jogurt und Kefir helfen gut bei vorherrschender Trockenheit, früher Faltenbildung, Schlafstörungen und Verstopfung.

Wenn jemand unter Wassereinlagerungen im Bindegewebe, Cellulitis und häufigen Verdauungsbeschwerden, schleimigem Husten, Schnupfen und Ohrentzündungen leidet, kann eine Milchunverträglichkeit bestehen. In diesem Fall sind Milch und alle Milchprodukte zu meiden. Es ist selten, dass Milch gar nicht vertragen wird, es kommt auf die Menge und die Häufigkeit des Verzehrs an.

Info

Gute Milch darf nicht homogenisiert sein, weil das die Milch in ihrer Konsistenz zu stark verändert. Nehmen Sie nur Milch, die aufrahmt und oben einen Fettpfropfen bildet – dies ist ein Merkmal für Qualitätsmilch. Die Pasteurisierung der Milch verursacht keinen Qualitätsverlust.

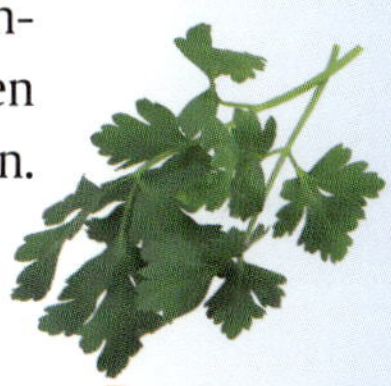

Petersilien-Honigwein

Neutral, nervenstärkend, verhindert überschüssige Wasseransammlung im Körper und übermäßige Gelüste auf Nahrung

Ein Gläschen (5 cl) nach dem Essen – oder bei unerwünschten Essgelüsten auch zwischendurch – stärkt unsere Mitte.

- Den Weißwein mit der Petersilie und dem Weinessig 10 Minuten kochen.
- Honig zugeben und weitere 5 Minuten kochen lassen.
- Abseihen und in eine saubere Flasche füllen, in den Kühlschrank stellen und wie oben beschrieben verwenden.

Zutaten

(H) **3/4 Liter trockenen Weißwein**
8 Stängel Petersilienkraut
1 EL Weinessig

(E) **150–250 g Honig**

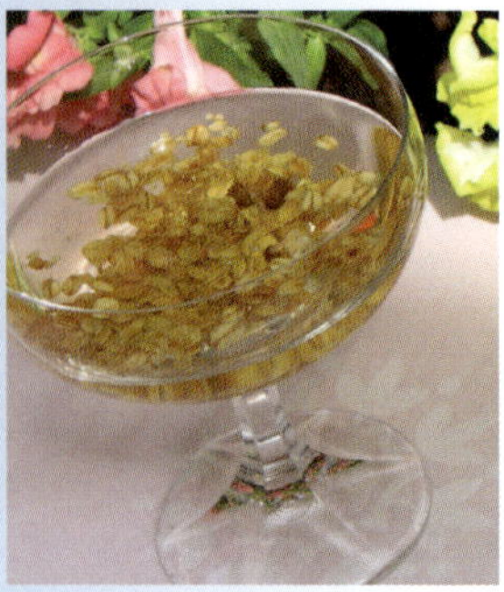

Sekt (H)

Erfrischend und belebend

100–150 ml reichen zur Anregung des Kreislaufs aus. Wollen wir auch noch unser Yang stärken, können zwei Esslöffel Honig-Knusperflocken oder Linomel zugegeben werden. Diese Mischung wirkt besonders leistungssteigernd, wenn sie am Nachmittag verzehrt wird.

Süße Gemüsebrühe (E)

Neutral, leicht befeuchtend, stärkt die Mitte und vertreibt Gelüste auf Süßes

Süße Gemüsebrühe entsteht als Nebenprodukt, wenn Sie Gemüse für Salat kochen – einfach das Gemüse in etwas mehr Wasser ohne Gewürze kochen, das Kochwasser schmeckt dadurch leicht süß.

Info

Nachdem Gemüse in Wasser gekocht wurde, ist dieses Kochwasser ein wertvolles, Yin stärkendes Getränk.

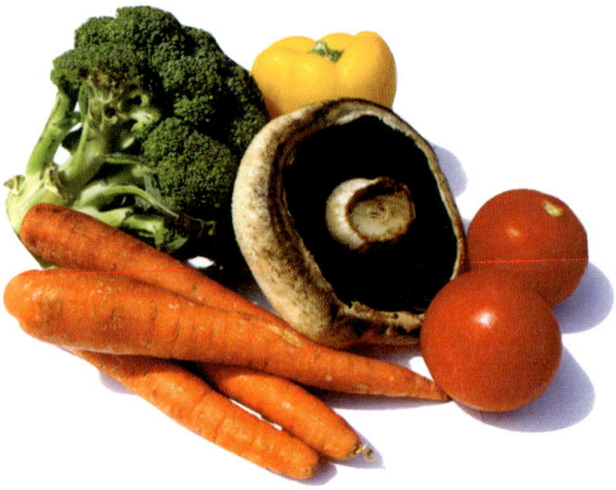

Wasser (W)

Abkühlend; abgekochtes Wasser wirkt neutral

Wasser wirkt besonders abkühlend. Es reduziert in uns das Yang sowie unsere Energie und Wärme.

Zutaten

- **$1/2$ Glas Weißwein** (H)
- **$1/2$ Glas Wasser** (W)

Weißweinschorle

Kühlend, erfrischend, stabilisiert das Yin

Trockenen Weißwein und Wasser vermischen.

Yang stärkende Getränke

Bohnenkaffee (E)

Erwärmend

Bohnenkaffee wirkt stark austrocknend und Yin reduzierend – besonders die sehr dunkel gerösteten Sorten. Er sollte bei Schlafstörungen und Nervosität, trockener Haut und Problemen mit der Blutqualität vermieden werden.

Tipp

Suchen Sie sich Kaffeesorten mit heller Röstung aus!

Flocken-Drink

Erfrischend und belebend, Yin und Yang aufbauend

Energie-Drinks wie der Flocken-Drink ersetzen fast eine vollständige Mahlzeit und stellen auf jeden Fall eine sinnvolle Zwischenmahlzeit dar, die wertvolle Nährstoffe liefert. Unsere Lebensgeister werden durch diesen Energieschub in Schwung gebracht, was sich sehr schnell positiv auf unsere Leistungsfähigkeit auswirkt.

Der Drink wird noch gehaltvoller, wenn Sie 1 TL Mandelmus und 1 TL Melasse in den Saft einrühren.

Zutaten

- (H) **200 ml roter Traubensaft oder 200 ml naturtrüber Apfelsaft oder 200 ml Orangensaft**
- (E) **Je 2 EL Instant-Haferflocken oder Linomel oder Erdmandelflocken oder Weizenkeime**

Gelöschter Wein

Erwärmend

Bei plötzlich auftretendem heftigen Ärger empfahl schon Hildegard von Bingen gelöschten Wein. Er beruhigt unser Gemüt:

- Trockenen Weißwein oder Rotwein zum Kochen bringen.
- Sofort, wenn sich die ersten Blasen bilden, mit kaltem Wasser löschen und gleich trinken.

Zutaten

- (F) **100 ml Rotwein oder**
- (H) **100 ml Weißwein**
- (W) **100 ml Wasser**

Getränke aus Fruchtaufstrichen

Yin und Yang stärkend

Verwandeln Sie doch einmal den Fruchtaufstrich, den Sie sonst auf Ihr Brot streichen, in einen belebenden Drink: Einfach den Fruchtaufstrich in warmes Wasser einrühren. So ein Getränk schenkt uns Gelassenheit, da Yin vermehrt und Yang angeregt wird.

Zutaten

- (F) **250 ml warmes Wasser**
- (H) **1 TL Fruchtaufstrich (Aprikose, Birne, Brombeere, Dattel, Hagebutte, Himbeere, Holunder, Kiwi, Pflaume oder Sanddorn)**

Getreidekaffee F

Erwärmend

Getreidekaffee wirkt je nach Sorte unterschiedlich. Er ist ohne Koffein – dies ist von Vorteil für ein nervöses und hektisches Gemüt, weil er nicht zusätzlich anregt. Die sehr dunkel gerösteten und bitter schmeckenden Sorten wirken allerdings genauso austrocknend wie Bohnenkaffee.

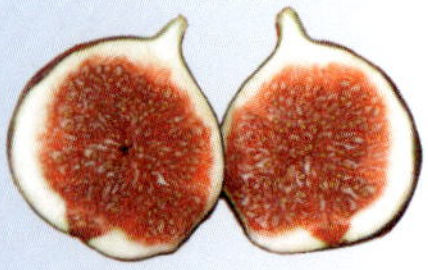

Bei Getreidekaffee ist auf die weiter enthaltenen Zutaten zu achten. Eicheln und Zichorien als Zutat verstärken den bitteren Geschmack und die austrocknende Wirkung. Enthält der Getreidekaffee Feigenextrakt, kommt eine süße Komponente hinzu – und schon wirkt der Kaffee weniger austrocknend.

Info

Wenn dem Getreidekaffee süße Komponenten zugefügt werden, beispielsweise Feigenextrakt, wirkt er weniger austrocknend.

Heilerde E

Neutral, stabilisierend

Innerlich eingenommen beugt Heilerde mit ihren Mineralstoffen einer Übersäuerung des Organismus vor und wirkt damit der Hautalterung entgegen. Heilerde ist hilfreich bei Durchfällen, aber auch bei Verstopfung, da sie regulierend auf den Darm wirkt. Sie wirkt stabilisierend, verbessert unser Allgemeinbefinden und bringt wieder mehr Schwung in unser Leben.

- $^1/_2$ bis 1 TL Heilerde mit $^1/_2$ Tasse Wasser vermischen.
- Nach dem Heilerdegetränk noch 1 Glas Wasser oder Tee nachtrinken.

Leinsamen-Gel E

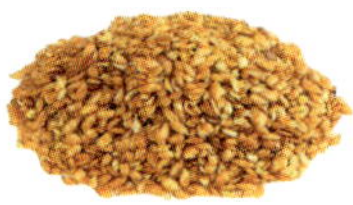

Befeuchtet die Haut und wirkt beruhigend auf die Magen-Darm-Schleimhaut

- Abends 1 gehäuften EL Leinsamen und 4 EL Wasser in eine Tasse geben und über Nacht stehen lassen.
- Morgens nach Belieben mit Wasser oder Saft auffüllen und verzehren.

Linden-Saft

Erfrischend, belebend, Yin aufbauend

Lindenblütentee mit dem naturtrüben Apfelsaft mischen.

Zutaten
- 500 ml Lindenblütentee
- 200 ml naturtrüber Apfelsaft

Malven-Kirsch-Saft

Erwärmend, Yin und Yang aufbauend

Malventee mit Kirschsaft mischen.

Zutaten
- 500 ml Malventee
- 200 ml Kirschsaft

Nerventrunk

Neutral, Stuhlgang fördernd, verbessert das Hautbild

Das in der Buttermilch enthaltene Lecithin stärkt die Nerven. Karottensaft kräftigt und beruhigt. Die Wirkung auf die Verdauung ist übrigens am günstigsten, wenn man den Nerventrunk morgens vor dem Frühstück oder als erstes Frühstück trinkt.

Zutaten
- 150 ml Buttermilch
- 100 ml Karottensaft

Zitronenwasser

Erwärmend, belebend und anregend; hilft, Gelüste auf Süßes zu reduzieren

Die eine Hälfte des Wassers zum Kochen bringen, dann das kalte Wasser und die anderen Zutaten zugeben und alles vermischen.

Zutaten
- 400 ml heißes Wasser
- 400 ml kaltes Wasser
- Saft einer halben Zitrone
- 1 EL Honig

Tees

Wenn Sie einfach nur ein Getränk brauchen, ohne bewusst eine (Heil-)Wirkung erreichen zu wollen, lassen Sie Tees aus Blüten, Rinde oder Kraut nur eine Minute ziehen – dann üben sie eine verjüngende Wirkung auf die Haut aus.

Durch längeres Ziehen entfalten sich im Tee verstärkt Gerb- und Bitterstoffe, die dann das Gewebe austrocknen. Wird Tee mit kochend heißem Wasser übergossen, löst er mehr Gerbstoffe aus dem Kraut, als wenn er nur mit 70–80 °C heißem Wasser aufgegossen wird.

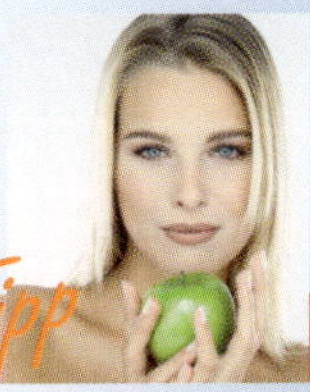

Mein Tipp

„Trinken Sie nur kurz gezogene Tees. Sie schützen vor einer Austrocknung der Haut. Ein gehäufter Teelöffel Tee reicht für eine Kanne."

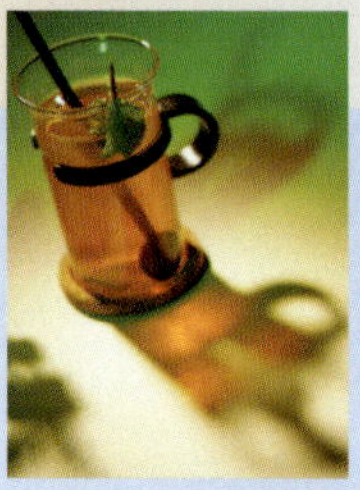

Tees, die ausgleichend auf Yin und Yang wirken

Ackerschachtelhalmtee

Dieser Tee enthält bis zu 10 Prozent Kieselsäure, die wirkungsvoll unseren Stützapparat (Knochen, Muskeln, Sehnen und Bindegewebe) festigt. Er regt auch die Wasserausscheidung an und wird gerne zur Cellulite-Behandlung empfohlen, sollte jedoch bei Nierenproblemen und Neigung zu Verstopfung nicht getrunken werden!

- 1 EL Kraut mit 1/2 Liter kochendem Wasser übergießen und 1/2 Stunde ziehen lassen.

Als Badezusatz regt Ackerschachtelhalm den Stoffwechsel der Haut an, die darin enthaltene Kieselsäure wird teilweise von der Haut aufgenommen:

- In 1 Liter kochendes Wasser 100 g Kraut geben und 1 Stunde ziehen lassen, dann ins Badewasser schütten.

Apfeltee

Apfeltee beruhigt die Nerven und bringt Gelassenheit:

- 2 EL getrocknete Apfelstücke (erhältlich als Reinetta-Apfeltee) mit 1 Liter kochendem Wasser übergießen und 10 Minuten ziehen lassen.

Die bereits einmal verwendeten Apfelstücke können nochmals mit 200 ml kochendem Wasser übergossen werden. Wiederum lässt man die Apfelstücke 10 Minuten ziehen.

Gänseblümchentee

Gänseblümchentee wirkt ähnlich wie gelöschter Wein. Er beruhigt das Gemüt, zum Beispiel wenn wir beleidigt wurden oder uns auch anderweitig seelisch oder körperlich verletzt fühlen:

- 1 TL Blüten mit 1 Liter kochendem Wasser übergießen, 3–5 Minuten ziehen lassen.

Guduchi-Tee

Guduchi-Tee ist ein wohltuender ayurvedischer Tee aus einer Kletterpflanze des Himalaja, dem eine stärkende Wirkung zugesprochen wird. Es gibt vier unterschiedliche Geschmacksrichtungen: Ingwer, Zimtblätter, Minze und Zitronengras. Die ersten beiden Varianten wirken erwärmend und die anderen abkühlend:

- 1 TL Tee mit 1 Liter kochendem Wasser übergießen und 1 Minute ziehen lassen.

Honeybush-Tee

Honeybush-Tee enthält kaum Gerb- und Bitterstoffe. Sein natürlich honigsüßer Geschmack macht ihn zu einem besonders angenehmen Getränk. Er kommt mit keinerlei Spritzmittel in Berührung, die Zweige werden per Hand im Gebirge von wild wachsenden Büschen geschnitten:

- 1 TL Blätter mit 1 Liter Wasser überbrühen und 1 Minute ziehen lassen.

Königskerzenblütentee

Königskerzenblütentee wirkt befeuchtend auf die Schleimhäute und ist deshalb besonders gut bei Heiserkeit und trockenen Stimmbändern. Die Inhaltsstoffe legen sich wie ein Schutzfilm auf die Schleimhäute und „glätten" unangenehmes Kratzen oder Wundgefühl im Hals:

- 2 TL Blüten mit 1 Liter kochendem Wasser übergießen und 3–5 Minuten ziehen lassen.

Lindenblütentee

Lindenblütentee wirkt kühlend, da er unsere innere Hitze nach außen bringt:

- 1 TL Kraut mit 1 Liter kochendem Wasser übergießen und nur 1 Minute ziehen lassen.

Malventee

Malventee wirkt mit seinen Schleimstoffen vor allem im Rachenraum reizlindernd und befeuchtend, was auch unserer Haut gut tut:

- 1 TL Tee mit 1 Liter heißem Wasser übergießen und 3 Minuten ziehen lassen.

Malventee nicht mit Tee aus Hibiskusblüten verwechseln, da diese andere Wirkstoffe enthalten!

Oolong-Tee

Der wenig herbe Oolong-Tee kann gut zur Schwarztee-Entwöhnung verwendet werden. Er wirkt nur leicht austrocknend. Dieser exquisite Premium-Grüntee wird mit 60 °C heißem Wasser übergossen und soll nur 1 Minute ziehen. Er kann am gleichen Tag bis zu 5-mal übergossen werden:

- 1 TL Blätter mit 1 Liter heißem Wasser übergießen und 1 Minute ziehen lassen.

Petersilientee

Petersilientee wirkt gut gegen Übelkeit und verdauungsfördernd nach einem fetten, schweren Essen:

- 1 EL frische geschnittene Petersilie in $^1/_2$ Liter Wasser 5 Minuten kochen, abseihen und warm trinken.

Petersilientee schmeckt nur, wenn wir ihn aus frischer Petersilie zubereiten.

Pfefferminztee

Pfefferminze regt den Gallenfluss an und hilft uns dadurch mehr Schwung in unser Leben zu bringen:

- $^1/_2$ TL Blätter mit 1 Liter kochendem Wasser übergießen und 1 Minute ziehen lassen.

Rotklee-Blüten-Tee

Rotklee-Blüten-Tee enthält natürliche östrogenähnliche Stoffe. Deswegen wird er vor allem Frauen für die Wechseljahre empfohlen. Die Volksmedizin zählt Rotklee-Blüten-Tee auch zu den Blutreinigungstees:

- 1 EL Blüten mit 1 Liter kochendem Wasser übergießen und 5 Minuten ziehen lassen.

Stevia/Süßblatt

Stevia wird auch Süßblatt genannt und süßt wesentlich stärker als weißer Zucker. Süßblatt als Tee wird folgendermaßen zubereitet:

- $^1/_2$ TL Blätter mit 1 Liter kochendem Wasser übergießen und 1 Minute ziehen lassen.

Süßblatt kann aber auch jedem Tee beigemischt werden. Falls Sie gerne süße Tees möchten, können Sie damit Zucker vermeiden. Eine wunderbare Kombination ist Pfefferminze mit Stevia im Verhältnis 2:1 gemischt. Die beiden Kräuter harmonieren gut und verstärken im Duo noch die anregende, belebende Wirkung.

Besorgen Sie sich beim Gärtner eine Pflanze. Im Reformhaus kann Süßblatt nur als süßer Badezusatz gekauft werden.

Steinkleetee

Steinkleetee beseitigt Stauungen, indem er den Lymphfluss anregt, und ist besonders wertvoll für Leute, die zu Juckreiz neigen:

- 1 TL Kraut mit 1 Liter kochendem Wasser übergießen und 3 Minuten ziehen lassen.

Pai Mu Tan (Weißer Tee)

Pai Mu Tan ist ein sehr milder Grün-Tee, der kaum austrocknend wirkt. Seine Blätter werden nicht fermentiert, sondern nur getrocknet:

- 1 TL Blätter mit 1 Liter kochendem Wasser übergießen und 2 Minuten ziehen lassen.

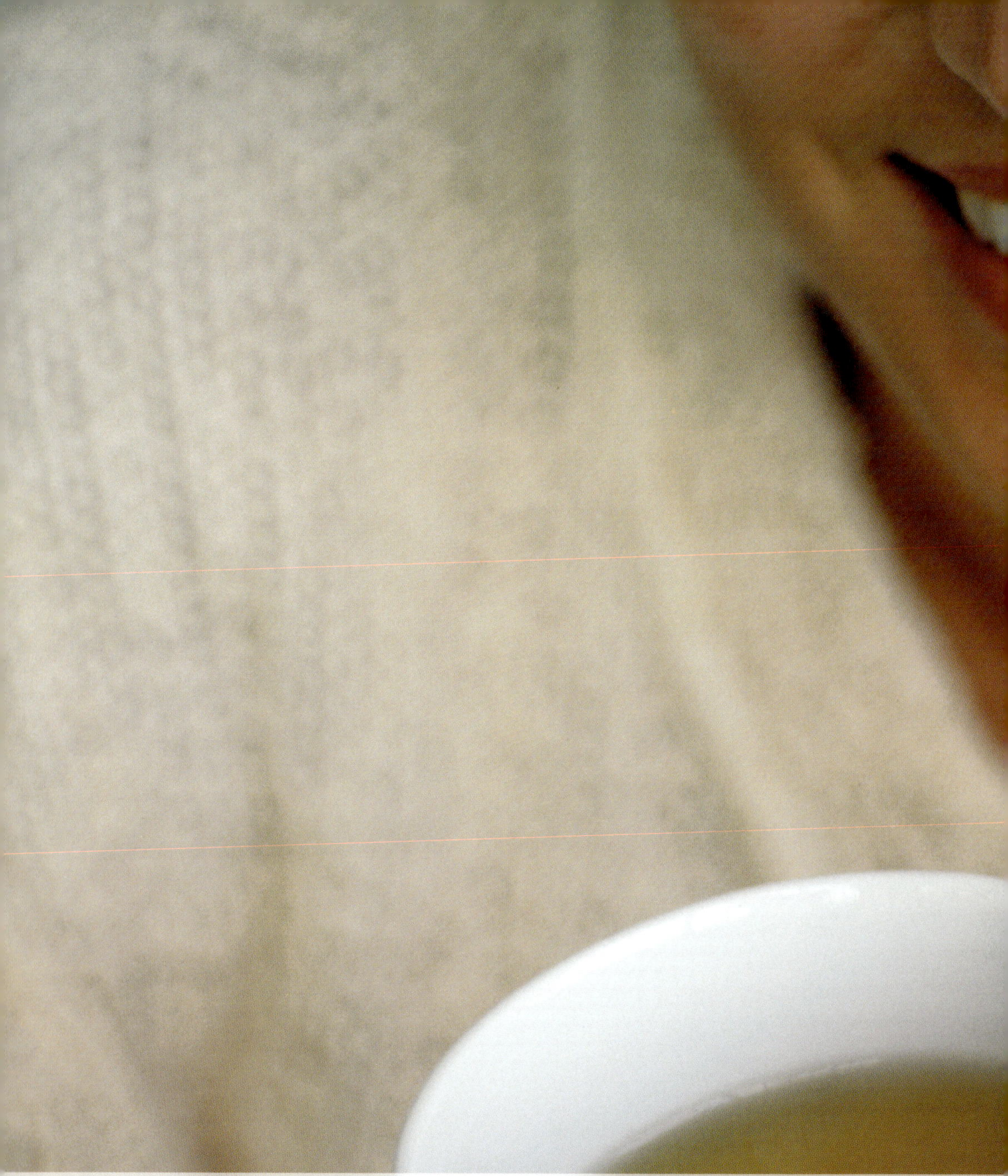

Schnellkuren für

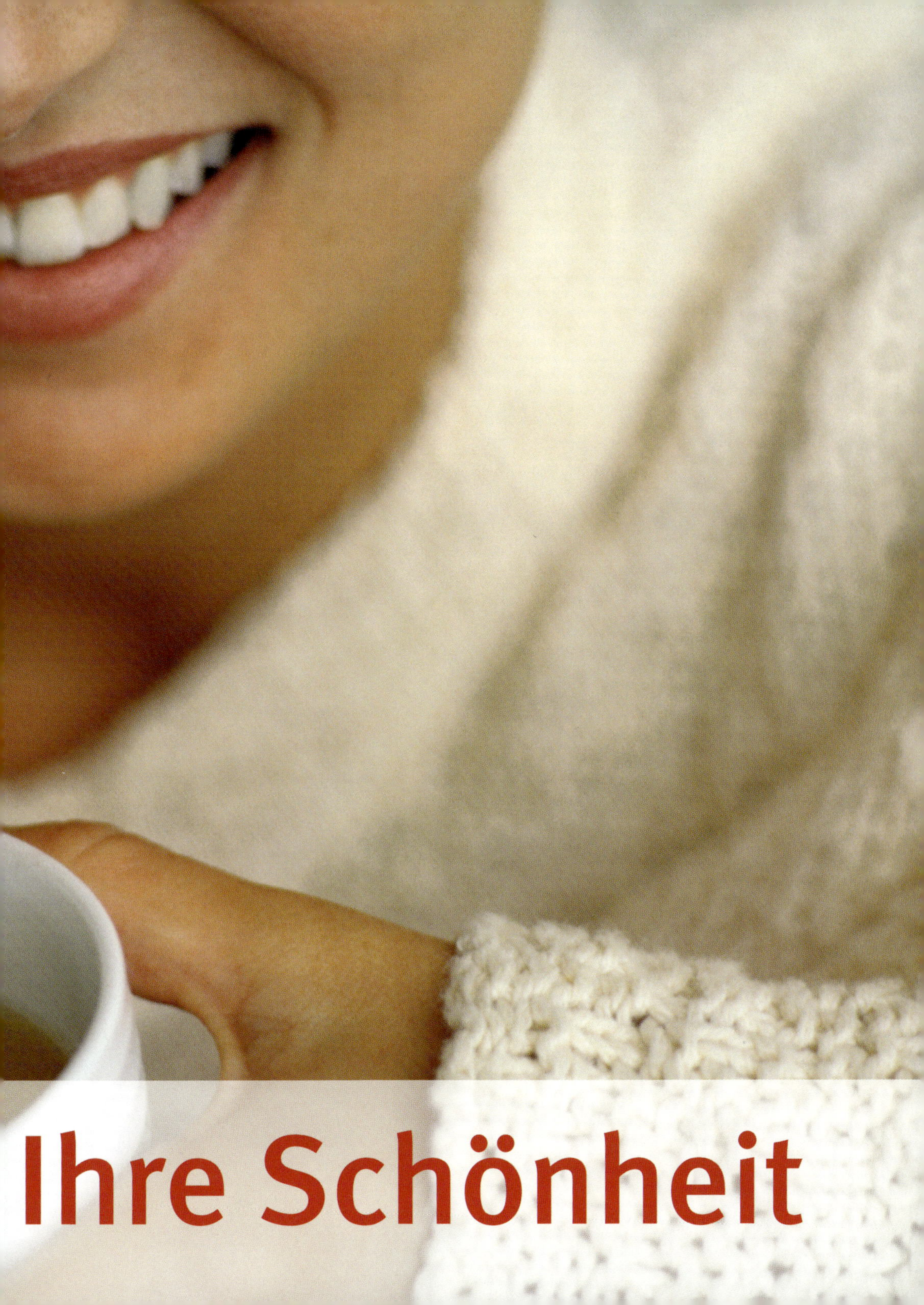

Ihre Schönheit

Für unsere Schönheit ist eine Erkenntnis aus der chinesischen Ernährungslehre besonders wichtig: Aus den Säften gekochter Gemüse und Obstkompotte wird im Hautbindegewebe Feuchtigkeit aufgebaut. Der Aufbau von Säften ist auch für unsere Knochen von Bedeutung. Fehlen ausreichend Säfte, werden auch die Knochen trocken.

Gekochtes Essen führt unseren Organen Wärme zu, wodurch sie erst funktionsfähig werden. Durch Kälte werden sie lahm gelegt und können ihre Aufgaben nicht gut erfüllen. Rohkost zum Beispiel ist nur geeignet für die warme Jahreszeit oder wenn wir uns erhitzt fühlen.

Wenn Sie – je nach Zielsetzung – eine der folgenden Kuren 4–6 Wochen lang durchführen, werden Sie schon bald merken, wie Ihnen Entspannung, Gelassenheit und glattere Haut zu einem besseren Aussehen verhelfen. Entscheiden Sie sich in erster Linie für die Gerichte, die Ihnen gut schmecken. Gestalten Sie Ihren Speiseplan abwechslungsreich, denn Einseitigkeit führt zu einem unausgewogenen Gleichgewicht.

Schnellkur gegen Falten

Trockener, faltiger bzw. schuppiger Haut mangelt es an Fett und Feuchtigkeit. Beides sollte zugeführt werden, sowohl von innen wie von außen. Mit der folgenden Schnellkur verbessert sich Ihr Hautbild, der Stuhlgang normalisiert sich und Ihr Schlaf wird ruhiger und bleibt ungestört.

Gerichte

- Tomatensuppe mit Sahne
- Apfelkompott
- Spargel aus dem Glas, 2- bis 3-mal täglich 3–5 Stangen
- Gedünsteter Chinakohl als Hauptmahlzeit 3-mal wöchentlich
- Blaukraut 3- bis 5-mal in der Woche
- Avocado
- Gurke pur oder als Salat
- Naturjogurt mit Honig
- Buttermilch morgens
- Leinsamen-Gel morgens
- 1 EL weißes Mandelmus zwischendurch

Getränke

- Reinetta Apfeltee aus ganzen Apfelstücken
- Trüber Apfelsaft mit Wasser
- Honeybush-Tee
- Zitronenwasser
- Getränke aus Fruchtaufstrichen, beispielsweise Hagebutte oder Himbeere

Pflege von außen

- Ölpflegemaske (siehe Seite 33)
- Gesichtsreinigung mit Mandelöl
- Olivenöl-Gesichtspflegeprodukte
- Gesichtsspray 3- bis 6-mal täglich
- Viel Schlafen
- Bei Schlafstörungen so viele der Schlaf fördernden Rezepte wie möglich einsetzen!

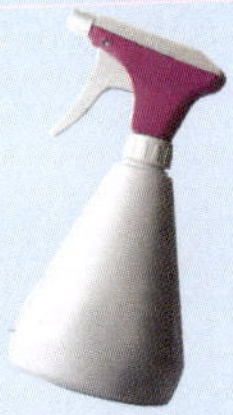

Das sollten Sie vermeiden!

- Kräutertee
- Schwarztee
- Herb-bittere Grüntees
- Roiboostee
- Alkohol, besonders Rotwein
- Kaffee

- Zu viel von pulverisierten Gewürzen
- Knäckebrot
- Sauna (weil durch Schwitzen dem Körper wertvolle Säfte verloren gehen)
- Stress (macht Hitze und verbraucht im Körper Feuchtigkeit, um den Organismus zu kühlen, dadurch reduziert sich die Feuchtigkeit im Hautbindegewebe und es kommt zur Faltenbildung)

Schnellkur bei gereizter Haut

Wenn Ihre Haut mit Juckreiz und roten Flecken reagiert, mangelt es ihr an Feuchtigkeit. Mit gezielter Pflege von außen und befeuchtenden Speisen von innen kann schnell eine Besserung erzielt werden.

Gerichte

- Reis in jeglicher Zubereitungsart, auch als Suppe (siehe Reisgerichte auf Seite 58)
- Yin stärkender Naturjogurt
- 1–$1^1/_2$ Gurken täglich, auf 4–5 Portionen verteilt, roh verzehren (evtl. in Form von Salat)
- Apfelkompott
- Den frisch zubereiteten gekochten Speisen stets etwas kalt gepresstes Öl zufügen

Getränke

- Steinkleetee (wirkt besonders bei Juckreiz beruhigend)
- Reinetta-Apfeltee aus ganzen Apfelstücken
- Malventee
- Nerventrunk
- Heilerde-Trank

Pflege von außen

- Mandelöl-Gesichtspflegeprodukte
- Nachtkerzenöl zum Einreiben
- Gesichtsmaske mit Heilerde

Das sollten Sie vermeiden!

- Alkohol
- Kakao oder Bitterschokolade
- Scharfe Gewürze und pulverisierte Gewürze (sie machen oft rote Flecken auf der Haut)
- Herb-bittere, lange gezogene Tees
- Gehärtete Fette
- Fertigprodukte, die gehärtete Fette enthalten
- Rauchen

Schnellkur bei Nervosität

Hungern aus falsch verstandenem Schönheitskult sowie Stress und Ärger bewirken eine Verringerung des Yin. Daraus entstehen innere Unruhe, Nervosität und Hektik. Eine positive Lebenseinstellung und stärkende, befeuchtende Gerichte vermehren das Yin und bringen wieder mehr Gelassenheit. So kann auch Stress besser ertragen werden und ist mit weniger Ärger verbunden.

Gerichte

- Gerstenminestrone
- Reis in jeglicher Zubereitungsart, auch als Suppe
- Salate aus gekochten Gemüsen, wie Blumenkohl, Bohnen, Karotten, Spargel, Schwarzwurzel, Tomaten
- Götterfrucht

- Naturjogurt mit Linomel oder Honig und Weizenkeimen
- Honigmarzipan

Getränke

- Buttermilch (stärkt die Nerven)
- Nerventrunk
- Honigmilch
- Getränke aus Fruchtaufstrichen: Dattel, Pflaume
- Reinetta-Apfeltee aus ganzen Apfelstücken
- Trüber Apfelsaft
- Guduchi-Tee
- Lindenblütentee
- Honeybush-Tee

Pflege von außen

- Entspannnen Sie sich so oft wie möglich im Liegen
- Gesichtsspray 3- bis 6-mal täglich
- Gurken- und Ölpflegemaske (siehe Seite 33)
- Olivenöl-Gesichtspflegeprodukte

Das sollten Sie vermeiden!

- Hektik
- Schlafmangel
- Wenig trinken
- Kaffee
- Alkohol
- Herb-bittere, lange gezogene Tees
- Knäckebrot
- Kakao oder Bitterschokolade
- Rauchen

Schnellkur für entspannte Gesichtszüge

Ärger und Kummer graben sich regelrecht in unsere Gesichtszüge ein. So entstehen verbissenes Aussehen, schmale Lippen, angespannter Ausdruck, hängende Mundwinkel und eine beleidigt wirkende Miene. Entspannungsübungen und entspannende Ernährung verhelfen uns zu mehr Harmonie. Der Erfolg: Fröhlichkeit, humorvolle Ausstrahlung und ein schönes Gesicht.

Gerichte

- Erbsen-Karotten-Suppe
- Gerstenminestrone
- Gurkensalat
- Mischgemüse
- Mais-Paprika-Gemüse
- Butter-Mandel-Aufstrich
- Warmer Raspel-Apfel
- Honigmarzipan
- Anis und Fenchel (die Körner kauen oder aus den Samenkörnern einen Tee kochen – das hebt die Stimmung)
- Magnesium phosphoricum Nr. 7 (ein Schüßler-Mineralsalz)

Getränke

- Reinetta-Apfeltee aus ganzen Apfelstücken
- Gänseblümchentee
- Petersilientee
- Lindenblütentee
- Stevia-Tee
- Gelöschter Wein (150 ml)
- Sekt (150 ml) mit 1 gehäuftem EL Linomel oder Krokantmüsli

Pflege von außen

- Gesichtsmassage
- Gesichtsreinigung mit Mandelöl
- Mandelöl-Gesichtspflegeprodukte
- Gesicht streichen
- Machen Sie öfter die Lach-Yoga-Übungen von Seite 25 – das entspannt (nicht nur) die Gesichtszüge

Das sollten Sie vermeiden!

- Alles negativ einstufen
- Jede ungute Stimmung übernehmen, die an einen herangetragen wird
- Zu viel von saurer Geschmacksrichtung verzehren, beispielsweise Orangensaft, Zitrone, Essig

Schnellkur für eine rosige, gesunde Gesichtsfarbe

Unser Stoffwechsel verlangsamt sich, wenn wir unser Leben nicht aktiv gestalten. Deswegen frieren wir und unsere Haut sieht wegen der fehlenden regen Durchblutung fahl und blass aus. Yang aufbauende Nahrung kurbelt den Stoffwechsel wieder an, und auch eine tiefe Atmung (siehe Seite 25) kann die Blutzirkulation wieder in Schwung bringen.

Gerichte

- Blaukraut
- Gemüsesuppen mit erwärmenden Kräutern
- Täglich gekochte, wärmende Speisen verzehren, hauptsächlich aus dem Rezeptteil „Yin und Yang stärkend“ ab Seite 52
- Aprikosen und Kirschen

Getränke

- Traubensaft mit warmem Wasser
- Traubensaft-Flockendrink
- Gewürztees
- Pfefferminztee mit Stevia
- Guduchi-Tee

Pflege von außen

- Fingerzupfgymnastik
- Gesichtsgymnastik
- Tief atmen

Das sollten Sie vermeiden!

- Milchprodukte
- Rohkost
- Zu viel kaltes Wasser trinken
- Verzehr nur kalter Gerichte
- Süßigkeiten

Schnellkur zur Gewichtsreduzierung

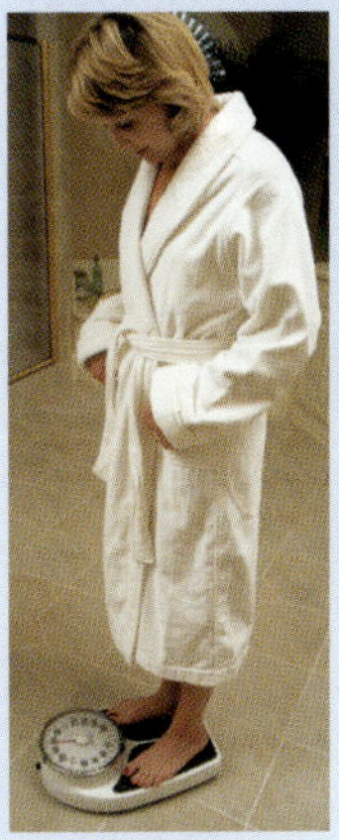

Zunächst gilt es zu erkunden, was zum Übergewicht geführt hat. Ist zu viel verzehrt worden? Dann besteht Magenhitze. Ein heißer Magen verdaut schneller und verlangt schneller Nachschub. Deswegen wird oft zu viel gegessen.

Oder wurden zu viele befeuchtende Produkte verzehrt, die zu Wasseransammlungen im Gewebe geführt haben (zum Beispiel Milchprodukte und überwiegend kalte und süße Nahrungsmittel sowie Fast Food)?

Sie sollten daher erst feststellen, was zu Übergewicht geführt hat, dann können Sie gezielter entgegenwirken, um wieder ins Gleichgewicht zu kommen.

Grundsätzlich gilt: Kauen Sie jeden Bissen so oft es geht – dadurch wird weniger gegessen und besser verdaut!

Gerichte

- Getreidesalat, beispielsweise Wildreissalat
- Bulgur-Eisberg-Salat
- Fisch-Gemüse-Pfanne
- Gerstenminestrone
- Mischgemüse
- Reissuppe/Risotto
- Weißkrautgemüse
- Gerösteter Reis
- Knäckebrot
- 1 Tag altes Brot

Getränke

- Guduchi-Tee
- Oolong-Tee
- Pai-Mu-Tan-Tee
- Ackerschachtelhalmtee

Pflege von außen

Bei kalter Körpertemperatur:

- Gymnastik
- Walking

Bei warmer Körpertemperatur:

- Schwimmen
- Barfuß laufen

Das sollten Sie vermeiden!

- Schnelles Hinunterschlingen
- Kalte Speisen
- Frisches Brot (weil es das Bindegewebe befeuchtet)
- Zu viel essen
- Süßigkeiten (weil sie das Bindegewebe befeuchten)
- Milchprodukte (weil sie das Bindegewebe befeuchten)
- Zu viel kaltes Wasser trinken
- Süße Säfte
- Limonaden

Schnellkur für schöne Haare

Viele Menschen sind unzufrieden mit ihrem Haar. Die Probleme, die uns unser Haar bereiten kann, reichen von zu dünn, zu fettig, zu spröde, zu glanzlos bis schlecht frisierbar. Yin und Blut aufbauende Ernährung können bei diesen Problemen viel Gutes bewirken, denn durch Säfte aufbauende, aber auch durch kieselsäurehaltige Ernährung fallen weniger Haare aus, ihre Stabilität verbessert sich und die Haare werden geschmeidiger.

Gerichte

- Grüne Erbsen, auch als Suppe
- Fisch
- Haferflocken
- Weizenkeime
- Zuckerrohrmelasse (anfangs 3-mal täglich 1 TL, später reduzieren)
- Zuckerrübensirup
- Gerstenmalz

- Honig
- Gelée royale
- Mandeln/Mandelmus
- Sesampaste/Tahin/Gomasio
- Avocado
- Warmer Raspel-Apfel
- Leinöl

Getränke

- Zitronenwasser
- Traubensaft
- Trüber Apfelsaft
- Flockendrink

Pflege von außen

- Haare nur mit der heißen Schere schneiden – nicht jeder Frisör hat dieses Werkzeug, deshalb vorher fragen
- Haare mit Ölpflegeshampoo waschen
- Beim Schneiden den Mondkalender beachten (an Löwe-Tagen wird das Haar gekräftigt, an Jungfrau-Tagen bleibt die Frisur gut in Form)

Das sollten Sie vermeiden!

- Färben
- Dauerwelle
- Zu heißer Föhn
- Gegen den Haarwuchs föhnen
- Austrocknende Nahrung
- Fast Food

Nachkur

Nach 4–6 Wochen werden Sie bestimmt schon erste Komplimente wegen Ihres erholten Aussehens bekommen haben. Bestimmt profitieren Sie nun von einem ruhigeren Schlaf und verspüren auch mehr Gelassenheit. Dann dürfen Sie den neuen Ernährungsstil etwas lockern.

Einmal am Tag jedoch sollte weiterhin ein Yin aufbauendes Gericht verzehrt werden. Auf die austrocknenden Getränke sollten Sie zugunsten Ihres verjüngten Aussehens weiterhin verzichten.

Beobachten Sie sich selbst, vor allem, wenn Sie die Wirkung eines Gerichts noch nicht einstufen können. Wird ein Gericht/Getränk sehr oft verzehrt, bemerken wir auf jeden Fall, wie es wirkt, und wir können es bei einer positiven Reaktion in unseren Speiseplan aufnehmen – oder es meiden.

Bauen Sie die Pflegemaßnahmen von außen auf Dauer in Ihren Tagesablauf ein und gönnen Sie sich täglich einen kleinen Wellness-Urlaub.

Außerdem sollten Sie sich Aktivitäten gönnen, die Ihnen Freude bereiten. Und wenn sonst nichts Lustiges passiert, besuchen Sie sich selbst und prosten sich zu mit einem Glas Sekt.

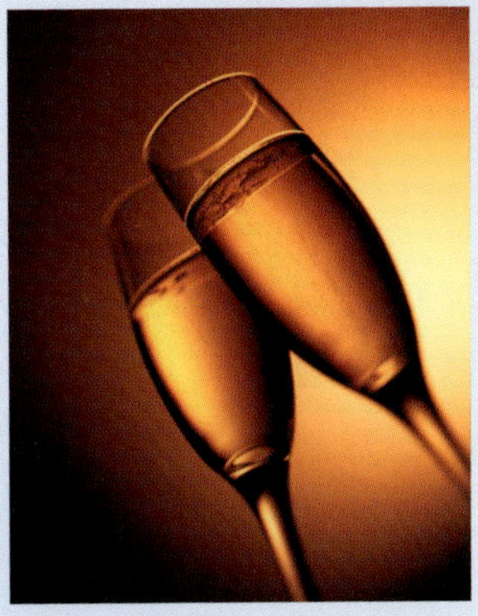

Lebensmittel- und Getränkeliste*

Element	Erhitzend	Erwärmend	Neutral
Holz · sauer · grün · bewahrt die Säfte · zieht zusammen		**Getränke:** Kirschsaft **Getreide:** Grünkern **Fleisch:** Huhn **Kräuter/Gewürze:** Essig	**Kräuter/Gewürze:** Petersilie **Treibmittel:** Weinsteinbackpulver
Feuer · bitter · rot · trocknet aus · leitet nach unten	**Fleisch:** Hammel, Lamm, Schaf, Ziege; alle gegrillten Fleischsorten **Getränke:** Cognac **Kräuter/Gewürze:** Bockshornklee-samen	**Getränke:** Baldriantee, Kaffee **Getreide:** Buchweizen **Milchprodukte:** Schafskäse **Kräuter/Gewürze:** Kakao, Kurkuma, Kapern, Oregano, Rosenpaprika, Rosmarin, Thymian, Wacholderbeere	**Gemüse/Salat:** Feldsalat, Endiviensalat, Eisbergsalat
Erde · süß · gelb · befeuchtet · entspannt · verteilt · baut Energie auf	**Getränke:** Anistee, Fencheltee **Kräuter/Gewürze:** Fenchelsamen	**Gemüse:** Fenchel, Kastanie **Getreide:** Rundkornreis **Kräuter/Gewürze:** Zimt **Nüsse/Samen:** Erdmandel, Walnuss **Obst:** Aprikose, Pfirsich, Rosine, Süßkirsche **Süßmittel:** Gerstenmalz, Marzipan, Zuckerrohrmelasse, Zuckerrübensirup	Ei **Fleisch:** Kalb, Rind **Gemüse:** alle Kohlsorten, Buschbohne, Erbse, Karotte, Kartoffel, Stangenbohne **Getränke:** Apfeltee, Honeybush-Tee, Lindenblütentee, Rotkleeblütentee, Steinkleetee, Stevia, Schlüsselblumentee, Taubnesselblütentee, Traubensaft (rot und weiß) **Getreide:** Hirse, Kamut, Mais **Kräuter/Gewürze:** Vanille **Milchprodukte:** Butter, Käse, Kuhmilch **Nüsse/Samen:** Erdnuss, Haselnuss, Kokosnuss, Mandel, Sesam **Obst:** Dattel, Feige, Pflaume, Traube **Süßmittel:** Honig, Malz, Rohrzucker
Metall · scharf · weiß · löst Stagnationen · leitet nach oben	**Getränke:** Wodka **Kräuter/Gewürze:** Chili, Curry, Galgant, Muskat, Pfeffer, Sambal Oelek, Sternanis	**Kräuter/Gewürze:** Basilikum, Dill, Ingwer, Knoblauch, Koriander, Kümmel, Liebstöckel, Lorbeer, Nelke, Schnittlauch, Senf, Ysop **Gemüse:** Frühlingszwiebel, Lauch, Meerrettich, Zwiebel **Getreide:** Hafer	**Fleisch:** Hase
Wasser · salzig · schwarz · weicht auf · leitet nach unten	**Fisch:** geräucherte Forelle	**Fisch:** Aal, Barsch, Kabeljau, geräucherter Lachs, Sardinen, Sardelle, Scholle, Thunfisch **Fleisch:** geräuchertes Fleisch, Schwein	**Fisch:** Karpfen, Lachs, Forelle **Hülsenfrüchte:** Erbse, Linse, Rote Sojabohne

Erfrischend	Abkühlend
Fleisch: Ente **Gemüse:** Essiggurke, Sauerkraut, Sprossen **Getränke:** Fruchtsaft, Hibiskustee, Malventee, Melissentee, Sekt, Weißwein **Getreide:** Dinkel **Milchprodukte:** Crème fraîche, Dickmilch, Frischkäse, Kefir, Quark, saure Sahne **Obst:** Apfel (sauer), Apfelkompott, Erdbeere, Heidelbeere, Johannisbeere, Orange, Preiselbeere, Sauerkirsche	**Gemüse:** Tomate **Getränke:** Orangensaft **Getreide:** Bulgur, Weizen **Milchprodukte:** Jogurt **Obst:** Ananas, Kiwi, Rhabarber, Zitrone
Gemüse/Salat: Olive, Rote Beete **Getränke:** Roiboos-Tee **Getreide:** Roggen **Samen:** Leinsamen **Kräuter/Gewürze:** Salbei **Speiseöl:** Leinöl	**Getränke:** Ackerschachtelhalmtee, Gänseblümchentee, Oolong-Tee, Pai Mu Tan, Schwarzer Tee
Gemüse: Blumenkohl, Broccoli, Champignon, Chinakohl, Mangold, Paprika, Schwarzwurzel, Sellerie, Selleriestange, Spargel, Spinat, Zucchini **Getränke:** Apfelsaft, Gemüsesaft, Königskerzenblütentee Getreide: Gerste, Hefebrot **Kräuter/Gewürze:** Estragon, Kuzu **Milchprodukte:** Buttermilch, Sahne **Nüsse/Samen:** Sonnenblumenkerne, Weinzenkeime **Obst:** Apfel (süß), Banane, Birne, Honigmelone, Götterfrucht **Sojaprodukte:** Tofu, Sojamilch **Speiseöle:** Olivenöl, Sesamöl, Sojaöl, Sonnenblumenöl, Weizenkeimöl	**Gemüse:** Avocado, Gurke **Süßmittel:** raffinierter Zucker **Obst:** Wassermelone
Fleisch: Gans, Truthahn **Gemüse:** Kohlrabi, Radieschen, Rettich **Getränke:** Pfefferminztee **Getreide:** Reis **Kräuter/Gewürze:** Kresse	
Fisch: Calamari, Tintenfisch **Hülsenfrüchte:** Gelbe Sojabohne, Kichererbse, Schwarze Sojabohne	**Getränke:** Mineralwasser **Kräuter/Gewürze:** Salz, Sojasoße

*In dieser Liste (nach Barbara Temelie) sind nur in diesem Buch verwendete Lebensmittel und Getränke angegeben. Eine umfangreichere Liste können Sie von meiner Homepage www.fuenfelemente.de herunterladen.

Literatur

LANG, MARIANNE: Fünf-Elemente-Küche. Raffinierte Rezepte zur Steigerung der körpereigenen Energien. Südwest, München 1999

LEWIS, DENNIS: Das Tao des Atmens. Ariston, Kreuzlingen 1997

MÜNZING-RUEF, INGEBORG: Kursbuch für gesunde Ernährung. Die Küche als Apotheke. Heyne, München 1991

OPPERMANN, JUTTA: Gesundheit und Schönheit von innen und außen. Kieselsäure aus der Ursubstanz Silizium – der Schlüssel für Gesundheit, schöne Haut, Haare und Nägel. Lebensbaum, Bielefeld 2002

TEMELIE, BARBARA: Ernährung nach den Fünf Elementen. Wie Sie mit Freude und Genuss ihre Gesundheit, Liebes- und Lebenskraft stärken. Joy, Sulzberg 2000

TEMELIE, BARBARA/BEATRICE TREBUTH: Das Fünf Elemente Kochbuch. Die praktische Umsetzung der chinesischen Ernährungslehre für die westliche Küche. 200 Rezepte zur Stärkung von Körper und Geist. Joy, Sulzberg 2000

Register

Stichworte:

Rezepte:

Impressum

Bibliografische Information der Deutschen Bibliothek
Die Deutsche Bibliothek verzeichnet diese Publikation in der Deutschen Nationalbibliografie; detaillierte bibliografische Daten sind im Internet über http://dnb.ddb.de abrufbar

Programmplanung: Dr. Elvira Weißmann-Orzlowski
Bearbeitung: Sabine Seifert
Abbildungen Innenteil: Stefanie Junggunst (S. 2, 14, 40, 46, 50, 51, 53, 55, 56, 58, 59, 62, 65, 78); Norbert Reismann (S. 34, 37, 67); Carasana Bäderbetriebe (S. 29); MEV Verlag, Augsburg; CreativCollection, Freiburg; photoDisc, Seattle; Dynamic Graphics, USA; Corel Stock library, USA
Umschlagfotos vorn und hinten: Getty Images
Umschlaggestaltung und Layout: CYCLUS · Visuelle Kommunikation
Satz: Sabine Seifert · Satz/Grafik/Lektorat
Druck und Verarbeitung: Westermann Druck Zwickau GmbH

ISBN 3-8304-2199-0 1 2 3 4 5